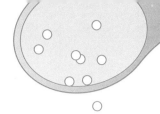

"健康中国"之营养科普丛书

儿童营养百科

孔粼 刘永芳 ——主编

洪莉——主审

王玉婷 丁媛 等——副主编

电子工业出版社

Publishing House of Electronics Industry

北京·BEIJING

内容简介

本书聚焦于腹泻、便秘、肥胖、食物过敏、喂养困难、龋齿6大类儿科常见问题，邀请一线儿科营养师深入剖析每一种问题背后的营养奥秘，提供量身定制的儿童营养治疗方案。我们将与各位家长一起探索，如何用食物的力量为孩子筑起一道坚实的健康防线，让爱与健康同行，陪伴每一个孩子茁壮成长。

图书在版编目（CIP）数据

儿童营养百科 / 孔粼，刘永芳主编． -- 北京 ：电子工业出版社，2025. 1. -- （"健康中国"之营养科普丛书）． -- ISBN 978-7-121-49476-5

Ⅰ．R153.2

中国国家版本馆 CIP 数据核字第 2025W6R560 号

责任编辑：郝喜娟
印　　刷：北京启航东方印刷有限公司
装　　订：北京启航东方印刷有限公司
出版发行：电子工业出版社
　　　　　北京市海淀区万寿路173信箱　　邮编：100036
开　　本：720×1000　1/16　　印张：11　　字数：141千字
版　　次：2025年1月第1版
印　　次：2025年1月第1次印刷
定　　价：69.80元

凡所购买电子工业出版社图书有缺损问题，请向购买书店调换。若书店售缺，请与本社发行部联系，联系及邮购电话：(010) 88254888，88258888。

质量投诉请发邮件至 zlts@phei.com.cn，盗版侵权举报请发邮件至 dbqq@phei.com.cn。

本书咨询联系方式：haoxijuan@phei.com.cn。

主　编

孔　粼（重庆医科大学附属儿童医院）

刘永芳（重庆医科大学附属儿童医院）

主　审

洪　莉（上海交通大学医学院附属上海儿童医学中心）

副主编

王玉婷（重庆医科大学附属儿童医院）

丁　媛（重庆医科大学附属儿童医院）

潘莉雅（上海交通大学医学院附属上海儿童医学中心）

须文柳（成都市龙泉驿区疾病预防控制中心）

参　编（按姓氏拼音排序）

曹　薇（中国疾病预防控制中心营养与健康所）

曹　宇（西部营养科学研究院）

陈京蓉（重庆市疾病预防控制中心）

陈文娟（重庆医科大学附属儿童医院）

陈　红（重庆市第六人民医院）

邓亚萍（重庆医科大学附属儿童医院）

范　丽（中国人民解放军陆军第九五八医院）

范　晓（重庆医科大学附属儿童医院）

高中敏（重庆医科大学附属儿童医院）

何庆节（云南省健康发展研究中心）

胡　昱（重庆医科大学儿科学院）

侯雪勤（重庆医科大学附属儿童医院）

刘　波（重庆医科大学附属儿童医院）

刘　洁（重庆市第十三人民医院）

李　俊（重庆医科大学附属儿童医院）

孙海岚（重庆市妇幼保健院）

谭　田（重庆医科大学附属儿童医院）

王　皓（重庆市卫生健康委员会）

吴　青（重庆医科大学附属儿童医院）

熊　鹰（重庆市疾病预防控制中心）

许丽娟（重庆医科大学附属儿童医院）

姚迎春（四川大学华西医院）

张　燕（米诺娃妇女儿童医院）

朱文艺（陆军军医大学第二附属医院）

项目支持：国民营养素需要评估、食物环境评价及应用（No.10239322002007000013）；国家卫健委公共营养与健康重点实验室开放课题（WLKFZ202408）

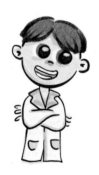

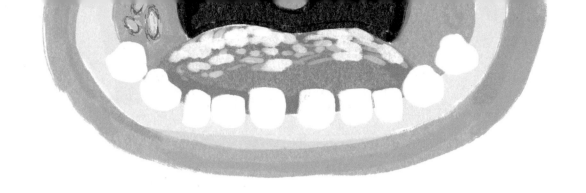

前　言

"医生，我家宝贝生病后瘦得让人心疼，现在对食物提不起兴趣。"

"我家孩子喝奶成了问题，吐得让人心慌，拉肚子也不见好。"

"我儿子上厕所成了大难题，每次都愁眉苦脸。"

"我女儿零食不离手，体重一直往上涨，这可怎么办？"

在繁忙的儿童营养门诊中，面对家长五花八门的问题，营养师就像解谜大师。他们深知，疾病、喂养与营养之间，既紧密相连，又暗藏矛盾，解开这把锁的关键，在于精准而科学的营养干预。

儿童在生长发育过程中，其免疫系统功能和结构还未达到成年人的水平，因此相对更容易受到外界病原体（如病毒、细菌等）的侵袭，更容易成为疾病的"目标"，导致感染、过敏、消化道疾病等各种问题的发生。但幸运的是，儿童拥有惊人的恢复力，只要及时就诊、科学治疗，就能迅速恢复健康和活力。儿科医生是 0 ~ 18 岁儿童最坚实的后盾。而今，除了传统的药物、手术等治疗方式，科学研究揭示营养治疗在儿科疾病康复中也具有非凡的价值——它不仅是现代医疗中的重要一环，更是加速康复、缩短住院时间、节约医疗费用的秘密武器。

随着时代的进步，家长对儿童营养知识的需求日益加深，他们渴望给予孩子最健康的饮食，寄望于饮食帮助孩子有良好的生长发育，预防和治疗儿科疾病。然而，在信息爆炸的今天，长辈的传统智慧、亲朋好友的口耳相传、网络上的海量信息，乃至那些关于食物禁忌的传言，究竟哪些才是"真金白银"？哪些经不住考验？

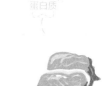

为了拨开这层迷雾，我们撰写了这本书。它聚焦于腹泻、便秘、肥胖、食物过敏、喂养困难、龋齿6大类儿科常见疾病，邀请一线儿科营养师深入剖析每一种疾病背后的营养奥秘，提供量身定制的营养治疗方案。我们将与各位家长一起探索，面对疾病的挑战，如何用食物的力量为孩子筑起一道坚实的健康防线，让爱与健康同行，陪伴每一个孩子茁壮成长。

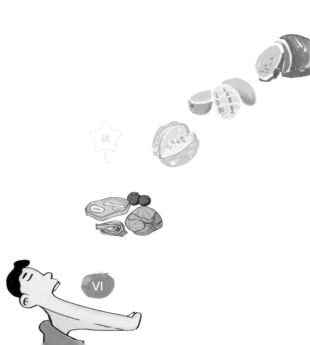

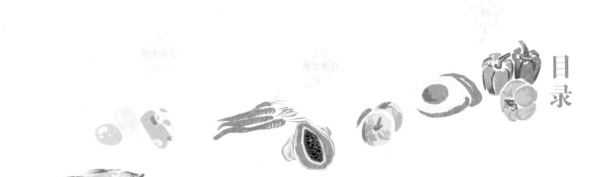

目录

第1章

父母必读的疾病营养常识

不同年龄段的孩子需要什么样的

营养 // 003

我该如何知道孩子的营养够

不够 // 008

孩子生病了应该怎样补充

营养 // 016

第2章

"好肠道"助儿童健康成长
——儿童腹泻、便秘与营养

说一说腹泻那些事 // 022

腹泻时，合理喂养很重要 // 026

认识难缠的便秘 // 031

什么食物适合便秘儿童 // 034

排便习惯训练很重要 // 039

关于腹泻和便秘的那些流言

蜚语 // 042

第3章

好身材从儿童抓起
——儿童肥胖与营养

你说我是"小胖墩" // 051

判断肥胖的科学指标 // 055

肥胖成因 // 058

减重不能减健康 // 060

崇尚科学减重，打开饮食

秘籍 // 065

关于减重的常见误区 // 077

第4章

食物过敏儿童的特制"铠甲"
——儿童食物过敏的营养治疗

关于食物过敏 // 084

食物过敏的表现 // 086

易引起过敏的常见食物及应对

措施 // 092

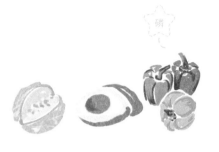
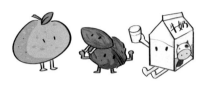
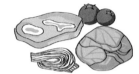

不同喂养方式的"敏宝"该如何

喂养 // 096

食物过敏多久能恢复 // 100

别信他们的话：关于食物过敏的常

见错误认知 // 103

第5章

吃饭难、喝奶难的孩子怎么办
——喂养困难儿童的营养管理

你的孩子有喂养困难吗 // 109

喂养困难儿童还有什么东西

可以吃 // 114

准确判断，对症下"药"，小食谱

大能量 // 119

喂养途径和工具 // 124

全家总动员，训练儿童的饮食

习惯 // 126

避开那些喂养误区 // 133

第6章

合理饮食打造漂亮牙齿
——口腔营养管理

谁家孩子没有蛀牙 // 141

坚固牙齿从健康饮食开始 // 143

保卫口腔健康的"秘密

武器" // 149

牙齿清洁从小抓 // 160

护牙误区要警惕 // 164

第 **1** 章

父母必读的疾病营养常识

- 不同年龄段的孩子需要什么样的营养
- 我该如何知道孩子的营养够不够
- 孩子生病了应该怎样补充营养

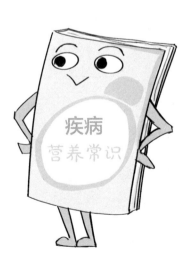

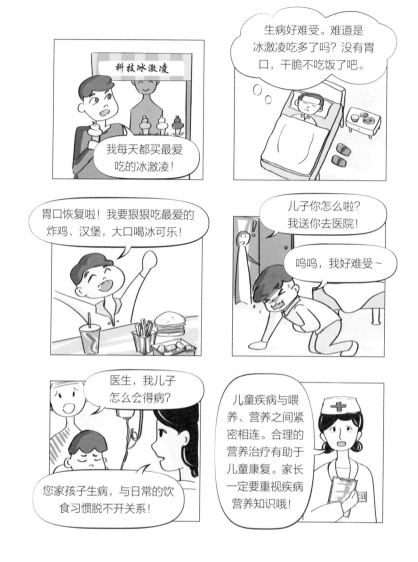

儿科营养师会遇到形形色色的问题，疾病、喂养与营养之间紧密联系，又似乎不可避免地存在矛盾。

儿童由于免疫系统尚未完全发育成熟，因此相较于成人更容易感染各种疾病，且疾病进展可能较为迅速。然而，儿童的身体恢复力通常较强，一旦获得及时和适当的医疗干预，他们的康复过程往往也较快。

0～18岁的儿童都属于儿科医生的诊疗对象。越来越多的科学研究证明，营养治疗在儿科疾病治疗中的重要性丝毫不亚于普通的临床治疗。及时、合理的营养治疗，可以保证药物治疗的效果，降低并发症发生的概率，最终加快儿童的疾病恢复速度，缩短住院时间。

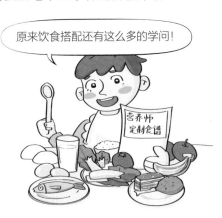

原来饮食搭配还有这么多的学问！

随着我国教育水平的进步，年轻一代知识文化水平的提高，家长普遍认识到儿童营养和合理膳食对健康的重要性。

不同年龄段的孩子需要什么样的营养

儿科疾病确实种类繁多，但除了那些患特殊疾病（先天性的氨基酸、脂肪、糖代谢性疾病，如苯丙酮尿症、尿素循环障碍等）和有严重肝肾功能损伤、危重症的儿童，一般情况下，普通的儿科疾病，虽然营养方案各有差异，但都是建立在健康儿童营养原则基础上的。所以，家长需要熟悉和掌握健康儿童的基本营养知识和喂养知识。

1. 0～6月龄婴儿的营养与喂养。此时婴儿的消化系统尚未发展成熟，对食物的消化吸收能力及代谢废物的能力不足。母乳可以提供优质、全面、充足的营养素，满足婴儿的生长发育需求。母乳中的多种生物活性物质构成一个特殊的生物系统，能够调节婴儿的免疫力，使其顺利适应大自然的生态系统。建议6个月以内的婴儿尽可能保持纯母乳喂养。但由于母乳中的维生素D含量低，所以一般建议纯母乳喂养的婴儿在出生2周后补充维生素D，剂量为每天10微克（400IU）。纯母乳亲喂的婴儿，可以通过每天的小便次数（一天至少换5～6个尿不湿）、喂养次数（最初几周可以每天8～12次，之后可以降至每天8次）、喂养后婴儿的满足感和生长发育水平等指标来判断母乳摄入是否充足。

当然，如果婴儿母亲患有某些严重传染病或精神性疾病（可咨询医生或营养师进行评估），一般不建议母乳喂养，首选适合6月龄内婴儿的配方奶喂养（患遗传代谢病的婴儿建议选用代谢障碍专用的特殊医学用途配方食品）。一般来讲，可按每天每千克体重135毫升配方奶的公式来计算奶量需求。比如，一个体重为4千克的婴儿，如果只吃配方奶，每天的奶量约为135×4=540毫升。当然，精准奶量仍需要根据婴儿的生长曲线进行调整。

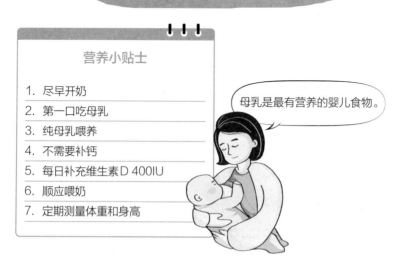

中国6月龄内婴儿母乳喂养要点示意图

营养小贴士

1. 尽早开奶
2. 第一口吃母乳
3. 纯母乳喂养
4. 不需要补钙
5. 每日补充维生素D 400IU
6. 顺应喂奶
7. 定期测量体重和身高

母乳是最有营养的婴儿食物。

2. 7 ~ 24月龄婴儿和幼儿的营养与喂养。此时孩子的胃肠道等消化器官要发育，感知和认知水平要发展，需要更多的食物供给。可以继续发挥母乳的优势，对孩子进行母乳喂养（不足时用配方奶喂养），同时应该逐步添加辅食。一般建议从富含铁的泥糊状食物开始添加，如含强化铁的婴儿米粉、肉泥等；然后逐渐增加辅食的种类，从泥糊状食物过渡到半固体食物或固体食物，如烂面、肉末、碎菜、水果粒等。每次只添加一种新的食物，适应3 ~ 5天，如果孩子没有腹胀、腹泻、呕吐、皮疹等不良反应，再添加新的食物。但需要注意，7 ~ 12月龄的孩子摄入辅食的能量应占总摄入能量的1/3 ~ 1/2，需保持母乳量或配方奶量为600毫升；至13 ~ 24月龄时，辅食摄入能量可增加至总摄入能量的1/2 ~ 2/3，奶量需求为500毫升。

3. 学龄前儿童（2 ~ 5岁）的营养与喂养。此阶段是儿童生长发育的关键时期，也是养成饮食习惯的关键时期。儿童需要足量食物，饮食均衡，规律就餐，不偏食、挑食，每天喝奶，多饮水（包括饮食中的汤水），限制不健康的零食摄入量，才能获得全面的营养，保证健康成长。一般每天可以安排三餐和两次加餐（少量水果或奶）。烹调方式多用蒸、煮、炖等，少使用调味品，尽量保持食物天然的味道。儿童吃饭时应细嚼慢咽，避免家长追喂、边吃边玩、边吃边看电视等不良习惯。

4. 学龄儿童（6 ~ 18岁）的营养与喂养。此阶段的儿童生长发育迅速，对能量和营养素的需求量与成人不相上下，甚至高于成人。所以，对于学龄儿童，我们要求三餐合理而规律，饮食清淡、细嚼慢咽，减少快餐或在外就餐，不偏食、挑食，选择健康的零食（奶、坚果、大豆、全麦面包、红薯等），每天饮水800 ~ 1400毫升（白开水最佳）、奶类300毫升，不喝或少喝含糖饮料，不饮酒。学龄儿童逐渐具有较强的学习

	7 ～ 12 月龄	13 ～ 24 月龄
盐	不建议额外添加	0 ～ 1.5 克
油	0 ～ 10 克	5 ～ 15 克
鸡蛋	15 ～ 50 克	25 ～ 50 克
肉禽鱼	25 ～ 75 克	50 ～ 75 克
蔬菜类	25 ～ 100 克	50 ～ 150 克
水果类	25 ～ 100 克	50 ～ 150 克

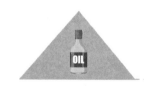
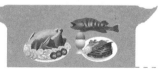
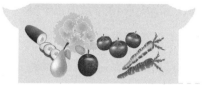
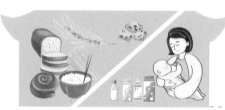

继续母乳喂养，逐步过渡到以谷类为主食

	7 ～ 12 月龄	13 ～ 24 月龄
母乳	500 ～ 700 毫升	400 ～ 600 毫升
谷类	20 ～ 75 克	50 ～ 100 克

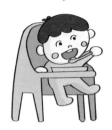

我长大了，吃的东西也变多了！

营养小贴士

1. 继续母乳喂养
2. 满 6 个月开始添加辅食
3. 从富铁的泥糊状辅食开始
4. 母乳或奶类充足时不需要补钙
5. 需要补充维生素 D
6. 顺应喂养，鼓励逐步自主进食
7. 逐步过渡到多样化膳食
8. 辅食不加或少加盐和调味品

中国学龄前儿童平衡膳食宝塔

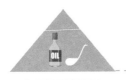
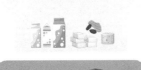
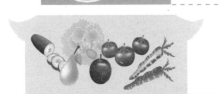
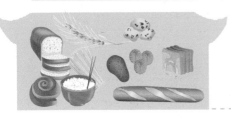

	2～3岁	4～5岁
盐	不超过2克	不超过3克
油	10～20克	20～25克
奶类	300～500克	350～500克
大豆	5～15克	10～20克
坚果	—	适量
鸡蛋	50克	50克
肉禽鱼	50～75克	50～75克
蔬菜类	100～200克	150～300克
水果类	100～200克	150～250克
谷类	75～120克	100～150克
薯类	适量	适量
水	600～700毫升	700～800毫升

不挑食、多运动让我长得更高！

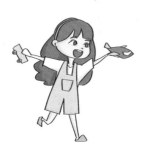

营养小贴士

1. 亲近与爱惜食物
2. 合理烹饪
3. 培养良好饮食习惯
4. 每日喝奶
5. 奶类、水果做加餐
6. 饮洁净水，少喝含糖饮料
7. 户外运动充足

能力，需要对食物和营养有科学的认识，懂得合理膳食的重要性。切忌暴饮暴食或盲目追求苗条身材，需要保持适宜的体重增长。

我该如何知道孩子的营养够不够

孩子生病之后，我们需要及时了解其营养状况，以便给予营养处理措施。一般在医院，我们会对孩子先进行营养风险筛查，然后由专业的营养师进行下一步评估。营养风险筛查和营养评估的工具很多，专业性也较强，我们就不一一列举了，但一般都包括这几个方面：①生长情况：孩子长得好不好？②进食情况：孩子吃得好不好？③疾病情况：孩子的疾病严重程度如何？

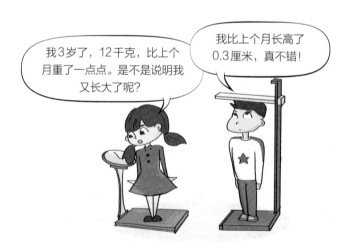

关于孩子长得好不好，可以通过其身高、体重曲线来判断。下面几个图为中国0～18岁男童与女童的生长曲线标准。

中国0～3岁男童身高、体重百分位曲线图

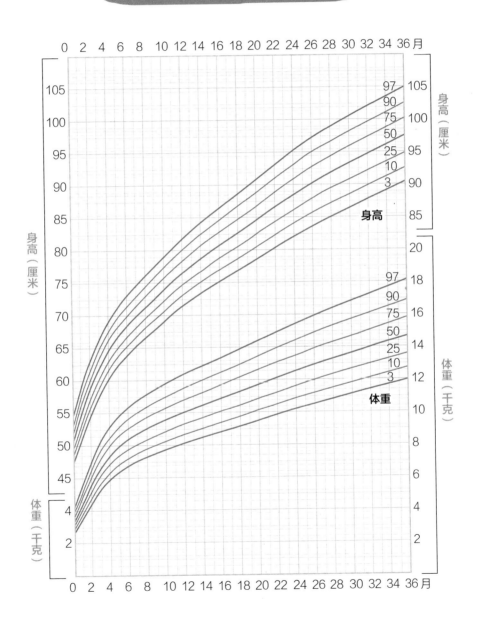

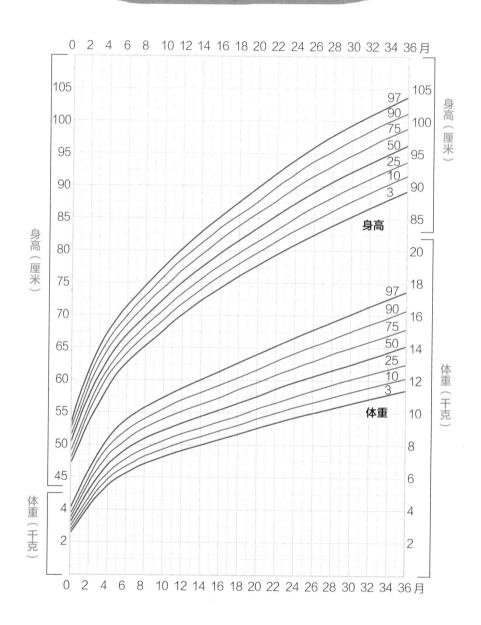

中国0～3岁女童身高、体重百分位曲线图

中国2~18岁男童身高、体重百分位曲线图

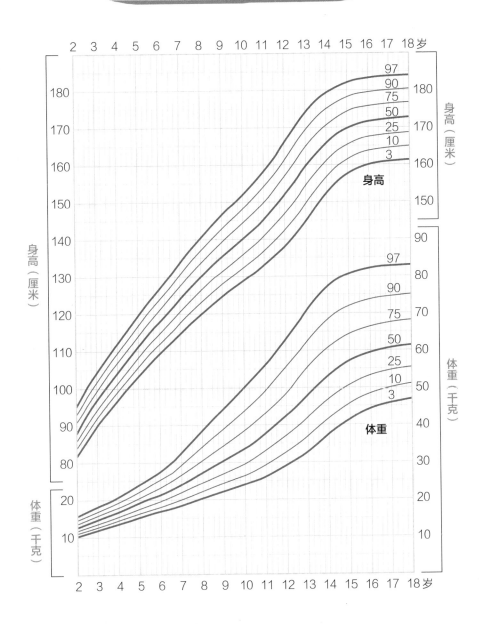

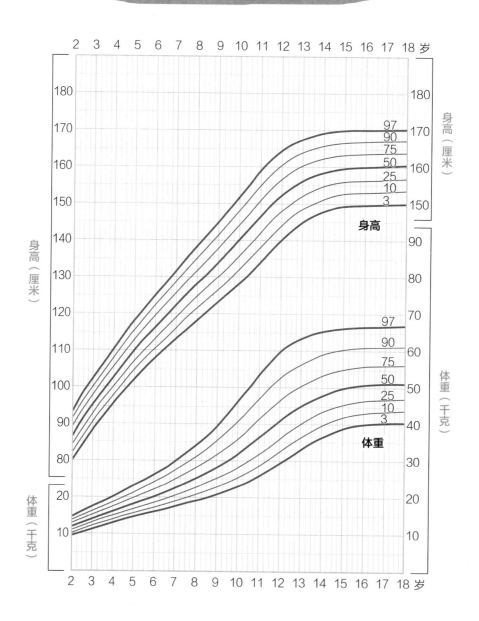

中国2～18岁女童身高、体重百分位曲线图

上述生长曲线如何来看呢？曲线图横坐标为年龄（月或岁），纵坐标为体重（千克）、身高（厘米）。选择与儿童性别对应的曲线图，根据儿童年龄在横坐标上找到相应点，向上画出垂直延长线；再根据纵坐标找到相应的体重或身高数值，并向右（或向左）画出水平延长线。水平延长线与垂直延长线的交叉点用"●"或"×"标记，即为儿童体重或身高在生长标准曲线中所处的位置。曲线右侧的"3""10""25""50""75""90""97"即为百分位数，对应的生长评估结果见下表。

生长评估结果说明

体重或身高位置	评价结果	体重建议	身高建议
第3百分位以下	下等	低体重，及时就医、定期监测	生长迟缓，及时就医，定期监测
第3～25百分位	中下等	正常，定期监测	正常，定期监测
第26～75百分位	中等	正常，定期监测	正常，定期监测
第76～97百分位	中上等	正常，定期监测	正常，定期监测
第97百分位以上	上等	结合身高判断是否肥胖，定期监测	定期监测，排除内分泌疾病

30月龄的男孩，体重为12.5千克，身高为90厘米，那我们在"中国0～3岁男童身高、体重百分位曲线图"上描"●"，结合该点和右侧的百分位数，可以看到，不论是体重，还是身高，该男孩的生长水平都处于第3～25百分位，属于正常（中下等），建议仍然要保持定期监测。如有多次测量结果，每次测量结果均用上述方法进行标记，并将相邻两个标记用直线连接，连接线即为儿童自身的生长曲线。一般来讲，正常的生长波动是指体重、身高位于正常范围内，并且主要沿着其中一条百分位线上行，上下浮动不超过1条百分位线。如果短期体重下降超过2条

百分位线，则需要及时就诊。

现在越来越多的医疗机构可以测试儿童骨龄，家长也比较关心骨龄与身高的关系。骨龄，顾名思义，是指骨骼的成熟程度。通过X线测定骨龄，以此来评估儿童的生长发育。临床上多是用左手腕部测定骨龄的（下图），具体的方法因机构不同而各异。医生会观察手腕部的骨骼发育情况，由此对其评级、评分得到骨龄，或依据标准骨龄图谱估算出儿童的骨龄。

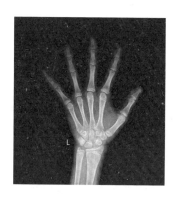

骨龄是评估儿童生长发育的重要指标之一。正常情况下，骨龄与实际（生理）年龄相差不大。如果骨龄落后于实际年龄，可能意味着生长速度较慢；如果骨龄提前，可能预示着生长速度较快。

具体来说，骨龄大于年龄2岁，预示着8岁以上女童及9岁以上男童的身高潜能降低；骨龄小于年龄2岁的话，孩子存在生长迟缓或矮小的风险。如果骨龄与年龄相差1.4～2岁，那么也不能完全排除异常，需要医生综合判断。一般来讲，骨龄发育正常范围是年龄±1.3岁；更严格地讲，骨龄大于年龄1岁，可视为骨龄提前（骨龄早发育）；骨龄小于年龄

1岁，可视为骨龄落后（骨龄晚发育）。

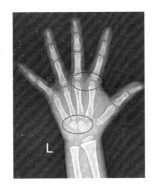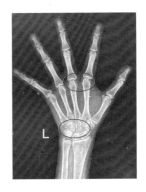

掌指骨、腕骨骺板未闭合（5岁女）　　　掌指骨、腕骨骺板完全骨性闭合（16岁女）

骨龄与营养

儿童的生长发育与营养密切相关。良好的营养可以促进骨骼的健康生长，而营养不良则可能影响骨龄的正常发展。以下是一些关键营养素对儿童骨骼发育的影响。

1. 钙：钙是构成骨骼和牙齿的主要成分，对儿童骨骼的健康成长至关重要。

2. 维生素D：维生素D有助于钙的吸收和利用，缺乏维生素D可能导致骨骼发育不良。

3. 蛋白质：蛋白质是生长激素的主要成分，对骨骼的生长和修复有重要作用。

4. 磷：磷与钙共同作用，维持骨骼和牙齿的健康。

骨龄异常可能与多种因素有关，包括遗传、内分泌疾病、营养不良等。比如，生长激素缺乏症、甲状腺功能减退等内分泌疾病都可能导致骨龄落后。而某些遗传疾病，如特纳综合征，也可能导致骨龄异常。

总之，骨龄是评估儿童生长发育的重要工具。了解骨龄的概念和重要性，可以帮助家长更好地监测和指导儿童的健康成长。保证儿童获得均衡的营养，是促进其骨骼健康发育的关键。

关于孩子吃得好不好，可以参考前文记录的健康儿童摄入标准（第3～7页）来判断，也可以对比孩子患病前的进食量（如果孩子平常进食不错且生长水平基本正常的话）。一般来说，孩子进食量不低于正常量（或平常量）的2/3，我们可以认为孩子摄入的营养相对足够。

关于孩子的疾病严重程度，我们可以这么来理解。如果只是普通感冒、轻度腹泻等，甚至是轻微的外伤，这些均病程短，恢复快，那么我们认为孩子身体对营养的需求没有明显的变化。但如果是程度较重的感染、慢性腹泻、烧伤、长期厌食、吞咽困难、慢性肝脏疾病、慢性肾脏疾病、对多种食物过敏，或者经历过大手术，又或者是胎龄很小的早产等，那么孩子身体对营养的需求就明显不一样了，需要专业的儿科营养师来评估。

 孩子生病了应该怎样补充营养

营养补充或营养治疗的方法有很多种，如果孩子到医院就诊，一般营养师会根据营养评估的结果，采取循序渐进的方式对其进行营养治疗，参照下图。

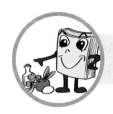
第1层
对家属或孩子的营养教育

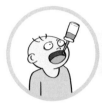
第2层
口服补充个性化营养制剂

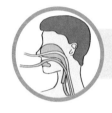
第3层
通过置管进行胃肠道营养补充

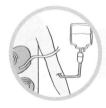
第4层
胃肠道置管营养补充结合静脉营养补充

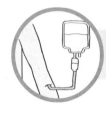
第5层
完全采用静脉营养补充

第1层：如果孩子的病情不重，并且食欲尚可，仅仅是因为生病后其家长的饮食理念不对（如有的家长认为感冒后不能吃鸡蛋，骨折了要喝骨头汤等）；或者孩子的总食量不低，但是有挑食、偏食的表现，我们一般采取营养教育的方式，包括口头教育、发放营养小手册或配制食谱等，让家长为孩子进行科学合理的膳食搭配。

第2层：孩子生病后食欲下降，有时通过营养教育不能起作用，能量及营养素摄入明显减少；或者疾病本身需要一些特殊的营养补充，那么我们建议口服补充个性化营养制剂。对牛奶蛋白过敏的儿童需要改用深度水解配方奶，腹泻儿童可能需要补充锌元素，便秘较重的儿童可能需要补充膳食纤维制剂，进食有困难或摄入不足的儿童需要补充高能量密度的营养液，早产儿可能需要饮用专用配方奶，术后恢复需要补充高蛋白、高微量营养素的营养液，等等。

如果第1层和第2层都没有效果，或者儿童本身存在胃肠道功能损害，那么就会进入第3、4、5层，通过安置鼻胃管、空肠管等输注营养或通过静脉补充营养液，这几个部分需要在医院进行操作，此处不介绍。本书内容主要围绕家庭育儿需要掌握的第1层和第2层展开。

第 2 章

「好肠道」助儿童健康成长

——儿童腹泻、便秘与营养

- 说一说腹泻那些事
- 腹泻时，合理喂养很重要
- 认识难缠的便秘
- 什么食物适合便秘儿童
- 排便习惯训练很重要
- 关于腹泻和便秘的那些流言蜚语

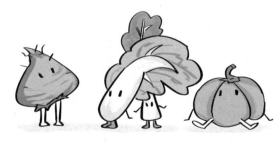

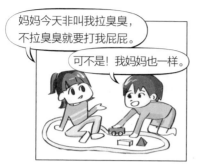

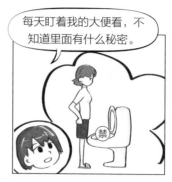

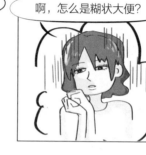

观察大便的妈妈

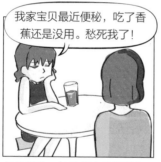

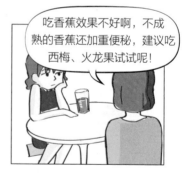

与此同时，相互交流的妈妈们

"哎，我家孩子已经好几天没去大便了，是不是上火了？"

"我家孩子的大便长期有点稀，是不是肠道功能不好呀？什么东西不能吃呢？"

腹泻和便秘是家长普遍关心的儿童消化系统问题。本章将详细探讨这两个问题，为家长提供科学的解答和指导。

大便的形成和排出过程相对比较复杂，一般需要通过口腔、食管、胃、小肠、大肠等多种器官共同参与、协调配合。

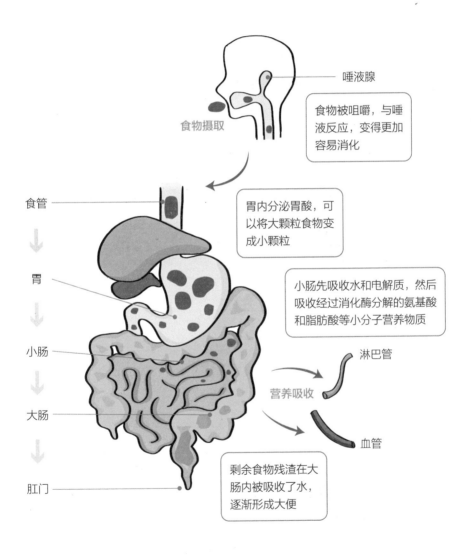

唾液腺

食物摄取

食物被咀嚼，与唾液反应，变得更加容易消化

食管

胃

小肠

大肠

肛门

胃内分泌胃酸，可以将大颗粒食物变成小颗粒

小肠先吸收水和电解质，然后吸收经过消化酶分解的氨基酸和脂肪酸等小分子营养物质

淋巴管

营养吸收

血管

剩余食物残渣在大肠内被吸收了水，逐渐形成大便

说一说腹泻那些事

什么是腹泻呢？腹泻是一组由多种因素、多种病原引起的以大便次数增多和大便形状改变为特点的消化道综合征，是我国婴幼儿最常见的疾病之一。不同年龄段、不同喂养方式的小朋友，正常的排便模式也有差异，如3月龄的纯母乳喂养婴儿，每天排4～5次稀糊状大便是正常的。但任何偏离小朋友正常排便模式的情况都应引起关注，特别是当小朋友状态差、大便带血带黏液或出现脱水症状时应提高警惕。根据腹泻的持续时间，腹泻可分为急性腹泻（病程＜2周）、迁延性腹泻（病程2周～2月）、慢性腹泻（病程＞2月）。目前，我国仍以急性腹泻多见。

婴幼儿腹泻主要分为感染性和非感染性两大类。在感染性腹泻中，病毒是最主要的病原体，细菌、真菌、寄生虫等也不少见。在我国，轮状病毒肠炎常常于秋冬季节流行。小朋友在感染轮状病毒以后，大多数会出现腹泻，还可能伴有呕吐、发热、咳嗽、脱水等表现。腹泻的次数可达每天10次以上，大便多为蛋花水样便或稀水便，但大便中没有脓血。这些症状一般会持续3～8天。

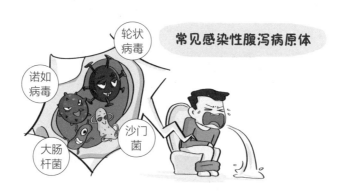

此外，除了肠道感染，其他器官或系统的感染有时也可产生腹泻症状，如中耳炎、上呼吸道感染、肺炎、泌尿系感染、皮肤感染或急性传染病等，感染原释放的毒素导致直肠局部激惹而出现腹泻。

近年来，随着我国卫生事业的发展，感染性腹泻有下降趋势，非感染性腹泻却增加了。比如，广泛使用抗生素可导致抗生素相关性腹泻。一些抗生素可降低碳水化合物的转运酶和乳糖酶水平，更重要的是长期大量使用广谱抗生素可杀死肠道正常细菌，引起肠道菌群紊乱，出现腹泻。因此，一定要在医生的专业指导下，规范使用抗生素。

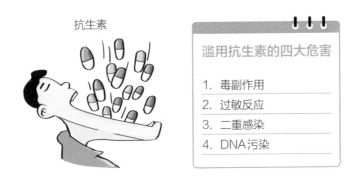

抗生素

濫用抗生素的四大危害

1. 毒副作用
2. 过敏反应
3. 二重感染
4. DNA污染

喂养不合理也是导致腹泻的常见原因：喂养不定时，饮食量过多，突然改变食物的品种，过早（小于4月龄）喂大量淀粉类食物（如米粉、稀粥）或脂肪类食物（如肥肉、坚果），或者喂富含果糖或山梨醇的果汁（如苹果汁、梨汁、桃汁等）。一些食物调料（辣椒、姜、蒜、过多的盐、酱油等）可以刺激肠道，引起腹泻。摄入过多高膳食纤维食物（粗粮、大豆、蔬果等）也可引起腹泻。小朋友可能对某些食物成分过敏，当摄入含有这些过敏原的食物时，他们可能会出现消化系统症状，包括腹泻。比如，对牛奶蛋白过敏的小朋友，在喝牛奶后可能会出现腹泻等过敏症状。

脱水是腹泻时最常见的并发症，也是导致腹泻儿童死亡的最常见原因。家长怎样判断腹泻儿童有没有脱水呢？如果孩子腹泻期间体重减轻，家长应警惕脱水的可能，并考虑及时补充水分或寻求医疗建议。

腹泻后体重下降3%～5%提示轻度脱水，下降5%～10%提示中度脱水，下降超过10%提示重度脱水，如下表所示。若无法准确判断小朋友在腹泻前后的体重变化，可以通过观察小朋友精神状态、眼泪、口腔黏膜、尿量、皮肤弹性、肢端循环等情况综合判定。如果小朋友出现精神差、无眼泪、口腔黏膜干燥、尿量明显减少、皮肤弹性变差、肢端发凉，甚至皮肤上出现大理石样花纹时，表明小朋友已有严重脱水，须及时就医。

评估脱水程度

		轻 度	中 度	重 度
体液丢失	占比（体重%）	3～5	5～10	>10
	量（毫升/千克）	30～50	50～100	100以上
意识状态		正常、稍差	烦躁、激惹	萎靡、昏睡、昏迷
前囟、眼窝		稍凹	凹陷	深凹
眼泪		正常	减少	无
黏膜		稍干	干燥	极干
皮肤弹性		好	差	极差（提起恢复≥2秒）
尿量		稍减少	明显减少	无尿
休克		无	无	有

腹泻时，最重要的治疗手段是补液。目前最主要的补液方式是口服补液和静脉补液。通常而言，首选口服补液来预防和治疗脱水。但是，当小朋友有呕吐频繁、严重腹胀、肠梗阻、肠穿孔、重度脱水、葡萄糖吸收障碍等情况时，需以静脉补液为主。近10年来，世界卫生组织（WHO）首

推用第三代口服补液盐（ORS Ⅲ）进行补液治疗。它是低渗型配方，能预防和治疗腹泻引起的轻、中度脱水，并可用于补充电解质，减轻呕吐次数及减少腹泻量，适用于各种病因和各年龄患者的腹泻治疗。ORS Ⅲ的具体使用方法为：将一袋量溶解于250毫升温开水中，可随时口服。

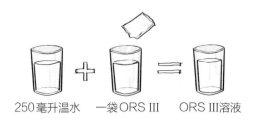

250毫升温水　　一袋ORS Ⅲ　　ORS Ⅲ溶液

预防脱水时

1. 6月龄以内小朋友，每次稀便后喝50毫升ORS Ⅲ溶液。

2. 6月龄～2岁小朋友，每次稀便后喝100毫升ORS Ⅲ溶液。

3. 2～10岁小朋友，每次稀便后喝150毫升ORS Ⅲ溶液。

4. 10岁以上小朋友，每次稀便后能喝多少喝多少，或者遵医嘱。

治疗脱水时

1. 轻度脱水：ORS Ⅲ溶液量（毫升）= 体重（千克）×50。

2. 中度脱水：ORS Ⅲ溶液量（毫升）= 体重（千克）×75。

于4小时内分次服用。4小时后，重新评估脱水方案，并确定下一步治疗方案。

小朋友腹泻会导致肠道内的锌元素大量流失，锌缺失会使肠黏膜上皮细胞的修复受到影响。补充锌元素，可促进小肠黏膜细胞活性，缩短腹泻病程，减少腹泻复发。

6月龄以内（含6个月）小朋友每天补锌10毫克，6月龄以上每天补锌20毫克。

腹泻时，合理喂养很重要

腹泻时，只要脱水纠正，就要在24～48小时内逐渐恢复对应年龄段的适宜饮食。食物选择原则为：少吃高糖、高脂肪食物，暂时减少膳食纤维的摄入，避免食用腌制食物（如火腿、香肠、腌肉）和刺激性食物（如辣椒、芥末等）；宜食用精米、精面、鸡蛋、瘦猪肉、牛肉、鱼虾、豆腐等易消化、含优质蛋白质的食物。

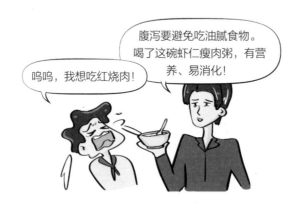

1. 精米、精面。谷类食物含有丰富的碳水化合物，是人体最经济的能量来源，也是B族维生素、矿物质、蛋白质和膳食纤维的重要来源。

精加工后的白米和白面，谷物籽粒的谷皮、糊粉层、胚芽被分离出去，仅留下淀粉含量最高的胚乳部分，从而丢失了大量的营养物质，不建议健康的小朋友经常食用。但对于腹泻小朋友，因为其容易被消化吸收，反而既补充营养又缓解腹泻症状。但当腹泻好转后，就不应该一直吃精米、精面，而应逐渐恢复至全谷类食物，以保证营养物质摄入多样。

2. 瘦猪肉、牛肉。瘦猪肉、牛肉属于动物性食物，是优质蛋白质的来源，含有丰富的必需氨基酸和一定量的脂溶性维生素。它们更是铁元素的丰富来源，也含锌，可以帮助肠道修复。儿童腹泻期间，家长可将肉制成末或细丝等容易消化的形式，让儿童适量食用。

3. 鱼虾。鱼虾肌纤维细短，肉质软而嫩，较猪肉、牛肉等畜肉更易消化吸收；同时鱼虾的脂肪含量很少，不会加重腹泻症状。海产鱼还含有维生素D，深海鱼如三文鱼还含Omega-3脂肪酸等，对于维持腹泻期间的免疫力有利。

4. 奶类。奶类是由水、脂肪、蛋白质、乳糖、矿物质、维生素等组成的复杂乳胶体，其中的乳球蛋白与身体免疫力有关。奶类蛋白质的人体消化吸收率为87% ~ 89%，属优质蛋白质。牛奶还富含人体所需的矿物质及各种维生素，如钙、磷、钾、维生素A、维生素D等，可为腹泻儿童提供丰富的营养素。乳糖不耐受的儿童，如果采用配方奶喂养，建议选择不含乳糖的配方奶；母乳喂养的儿童，在医生或营养师的指导下，可以考虑合理使用乳糖酶。因牛奶蛋白过敏而出现腹泻的儿童，则应选择低敏配方奶，具体信息可参考第4章。

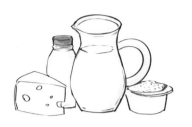

5. 蛋类。蛋白含有人体所需的各种氨基酸，而且氨基酸组成模式与合成人体组织蛋白的所需模式相近，极易消化吸收，其生物学价值为95，是高营养价值食品，也是最理想的天然优质蛋白质来源。蛋黄富含铁、磷、钙等矿物质和维生素A、维生素D、维生素B_1及维生素B_2，比蛋白含有更多的营养成分。蛋类脂肪也主要集中在蛋黄部分，并分散成细小颗粒，易消化吸收。蛋黄还含有一定量的卵磷脂，可以维持儿童的免疫力，促进神经系统发育。

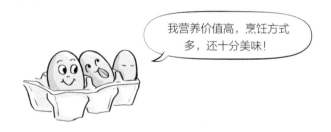

6. 不要食用果汁。有的家长认为，儿童腹泻期间多喝果汁，可以补充水分和维生素。恰恰相反，由于果汁富含果糖或山梨醇，饮用果汁（如李子汁、梨汁、樱桃汁、苹果汁）时，反而容易刺激肠道，加重腹泻。

腹泻时间超过两周的儿童，由于疾病持续时间比较长，多有肠黏膜损伤、胰腺功能下降（主要是胰蛋白酶、淀粉酶、脂肪酶活性降低）、微绒毛上皮细胞双糖酶活性下降等问题，饮食建议比较复杂，要因人而异。

1. 小于6个月的婴儿，若生长发育不受影响，可继续母乳喂养。大于6个月的婴儿可继续已习惯的日常饮食，如选择加有少量熟植物油、少渣蔬菜、鱼末或肉末的稠粥、面条等，由少到多，由稀到稠。

2. 双糖酶活性下降的腹泻小朋友，继续含双糖（包括蔗糖、乳糖、麦芽糖）的饮食可使腹泻加重。这些双糖主要存在于奶制品、糖果、甜食、糕点、水果、含糖饮料和蜂蜜中，因此，饮食中应避免摄入。

3. 若小朋友腹泻是蛋白质过敏导致的，最主要的措施是饮食回避过敏性食物。牛奶蛋白过敏的婴儿可以选择低过敏原配方奶（如深度水解配方奶或氨基酸配方奶）。对某些特定食物高度敏感的小朋友，若他（她）还在母乳喂养期，则妈妈的饮食不当也可能触发过敏反应，因此，妈妈回避致敏食物是非常必要的。比如，小朋友对花生过敏，妈妈需要避免吃花生及花生制品，以此类推。

4. 要素饮食非常适合肠黏膜明显受损的小朋友，它由氨基酸、葡萄糖、中链甘油三酯、多种维生素和矿物质组合而成，是特殊医学用途配方食品。即便对肠道黏膜受损较重或消化酶和胆盐分泌不足的小朋友，这种配方食品也能被部分吸收。要素饮食一般由医生下达医嘱，在医院的临床营养科获取，使用方法（浓度、量、次数）一般由医生或营养师视小朋友的临床状态而定。不建议家长通过其他途径购买要素饮食，或者自定要素饮食方案，以免适得其反。

5. 少数严重腹泻的小朋友营养状况差，若不能耐受口服营养物质，可短期静脉输入营养液，保证治疗期间的营养需求。待腹泻好转后，逐步添加口服食物，减少静脉营养。

6. 对于慢性腹泻儿童，也可以考虑添加谷氨酰胺制剂治疗。谷氨酰胺是人体主要的免疫营养素之一，其代谢场所主要在小肠。它为肠黏膜细胞提供营养，有利于肠道结构及功能的维持。然而，谷氨酰胺既不能在肠道内储存，也不能在肠道内合成，需要依赖外源性途径或其他途径合成。疾病状态时，身体合成谷氨酰胺不足，则会造成肠道绒毛变稀、变矮、黏膜萎缩，使其屏障功能受损。补充谷氨酰胺能提高肠上皮细胞的增殖，增强其修复能力，促进腹泻儿童的肠黏膜功能修复，对肠道持续受损的慢性腹泻儿童有效。

7. 给迁延性或慢性腹泻儿童补充益生菌，有助于恢复肠道正常菌群的生态平衡，抑制病原菌复制和侵袭，缩短腹泻病程。我国《益生菌儿科临床应用循证指南》推荐可使用的益生菌有"布拉酵母菌散、双歧杆菌三联活菌散、双歧杆菌乳杆菌三联活菌片"等，具体使用种类及量由医生视腹泻儿童的病情决定。

腹泻儿童参考食谱（3岁，女，体重15千克，每日总摄入能量1220千卡）

早餐	馒头70克，牛奶150毫升（乳糖不耐受则选择无乳糖或低乳糖牛奶），蒸鸡蛋50克
午餐	米饭（精米60克），南瓜肉丝（精瘦肉60克，南瓜150克，油7克）
晚餐	米饭（精米50克），鱼肉100克，炒茄子（去皮茄子100克，油7克）
加餐	牛奶150毫升（乳糖不耐受则选择无乳糖或低乳糖牛奶）

注：也可以根据儿童的胃肠道耐受情况，少量多餐，把上述食物分成5～8餐

认识难缠的便秘

便秘是儿童时期的常见问题之一，儿童患病率高达30%。什么是便秘呢？食物残渣在肠道内部滞留的时间过长，水分被大肠吸收过多，使粪质过于干燥坚硬，同时排便时间也变得

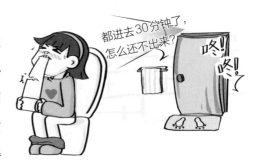

不规律。如果粪便在肠内滞留时间超过48小时，可以认为发生了便秘。

我们可以通过布里斯托大便分类法来初步判断小朋友是否有便秘。

布里斯托大便分类法示意图

	1. 一颗颗硬球，很难通过	便秘 ↑
	2. 香肠状，但表面凹凸不平	
	3. 香肠状，但表面有裂痕	
	4. 香蕉状，质地较软，且表面很光滑	正常
	5. 断边光滑的柔软块状，容易通过	
	6. 粗边蓬松块，糊状大便	↓
	7. 水状，无固体块，稀大便	腹泻

便秘会困扰几乎各个年龄段的小朋友，尤其在以下三个时期容易出现。

1. 辅食添加时期。小朋友刚添加辅食时，常常出现便秘，这和刚开始添加的辅食缺少足够的膳食纤维和水分、食物较精细及肠道功能仍处于发育阶段有很大的关系。当辅食添加不顺利，或者添加开始时间较早，孩子的咀嚼能力不足时，家长往往将食物处理得更加精细，这可能会导致便秘问题恶性循环。

2. 如厕训练时期。独立大小便是小朋友生长发育的一个里程碑，但如果小朋友在进行如厕训练时不够熟悉或没有养成正确的排便姿势，甚至产生了恐惧心理，可能会为了逃避去厕所或使用坐便器而"憋便"，容易导致便秘。

3. 入学时期。新的环境导致小朋友不愿使用学校的厕所，或者是作息时间改变干扰了小朋友的排便习惯。当需要排便时，粗大干结的大便会让小朋友感觉排便困难，甚至肛门疼痛，导致他们用"憋便"来避免疼痛，而这种行为只会加重便秘。

根据病因可将便秘分为功能性便秘和器质性便秘。95%以上的便秘为功能性便秘，其发生与遗传易感性、饮食生活习惯、心理因素等相关，可能影响肠道动力、食物传送时间或肛门括约肌的收缩等。拖延和忽视功能性便秘除了对孩子身体健康有影响，如导致肛裂、大便失禁等，还会造成许多不良的社会后果，如自尊问题、社会隔离等。如果小朋友排便符合如下标准，就要考虑功能性便秘了。

年龄<4岁的儿童至少符合以下2项条件，持续时间达1个月：
①每周排便≤2次；②大量粪便潴留史；③有排便疼痛和排便费力史；④排粗大粪便史；⑤直肠内存在有大量粪便团块。

已接受排便习惯训练的儿童，以下条件也作为选项：
⑥能控制排便后，每周至少出现1次大便失禁；⑦粗大粪便曾堵塞抽水马桶。

虽然大多数便秘是功能性的，但仍有少数是由器质性疾病引起的，需要通过现有的科学技术手段去发现器官结构异常，如肠梗阻、肛门直肠畸形、先天性巨结肠、脊柱或脊髓的异常疾病等。另外，便血、肛周皮肤异常、肛门前移、呕吐、发热、下肢无力等均可能是器质性疾病的预兆。一些慢性全身性疾病，如黏液性水肿、甲状腺功能减退等，也可导致便秘。

此外，不管是哪种便秘，我们都可以根据相关症状轻重及便秘对生活影响的程度，将便秘分为轻度、中度和重度。

1. 轻度便秘。有下列情况之一，则为轻度便秘。①病程＜6个月；②病程＞6个月，但排便困难的相关症状较轻，对儿童的生活影响不大；③改变饮食、训练排便有效。

2. 中度便秘。轻度便秘经治疗无效或疗效很差者，有下列情况之一的，则可以认为是中度便秘。①病程＞6个月；②病程＜6个月，但排便障碍的相关症状较重，儿童觉得特别痛苦；③经

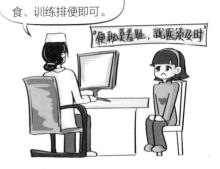

轻度便秘，改变饮食、训练排便即可。

保守治疗（如使用药物、生物反馈治疗）及中医非药物治疗（针灸、推拿）等无效或效果很差，影响儿童的生活质量。

3. 重度便秘。符合中度便秘诊断标准，同时有精神心理障碍，即为重度便秘。

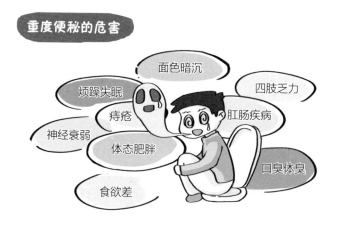

重度便秘的危害

面色暗沉　四肢乏力　烦躁失眠　痔疮　肛肠疾病　神经衰弱　体态肥胖　口臭体臭　食欲差

什么食物适合便秘儿童

便秘小朋友的能量需求和蛋白质供应与健康儿童基本一致，有营养不良者可视情况增加。目前，国内儿童的饮食结构中，粗粮摄入较少。一项调查显示，便秘儿童中，37% ~ 42%很少进食蔬菜及水果。《世界胃肠病学组织临床指南》指出，要预防和治疗儿童便秘，高纤维饮食和足量饮水是第一位的。因此，便秘小朋友的食物选择应遵循如下原则：多吃含膳食纤维的杂粮、薯类、豆类、蔬菜及水果，并适当增加水分摄入（如水和奶类），增加如植物油、坚果等含必需脂肪酸的食物的摄入。

膳食纤维主要来自植物的细胞壁，包含纤维素、半纤维素、果胶及木质素等，有较强的吸水能力。果胶、树胶（可溶性膳食纤维）较一些半纤维素（不可溶性膳食纤维）的吸水性更强（吸水后可达原重量的30倍），可使肠道中的粪便体积增加，促进肠道蠕动，降低粪便硬度，增加排便频率。此外，可溶性膳食纤维在肠内被细菌分解发酵的作用较不可溶性膳食纤维更强，可以改善肠道菌群结构，诱导有益菌繁殖，改善便秘。不过，不可溶性膳食纤维可以对肠道进行机械性刺激，促进结肠运动，也能很好地改善便秘。美国儿科协会建议1～14岁儿童每天的膳食纤维摄入量为"年龄+10"。欧洲儿科胃肠病学、肝病学与营养学会认为，学龄儿童在平衡膳食的基础上，每日应该摄入10克膳食纤维，青少年时期的摄入量应该逐步达到成人的推荐水平（25～30克）。

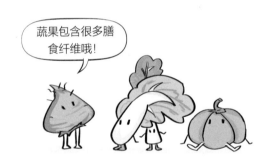

　　1. 全谷物。全谷物如小米、玉米、荞麦、燕麦、黑麦等富含膳食纤维，可以促进肠道蠕动，增加排便量，起到稀释肠内毒素、缓解便秘的作用。因为需要除去砂石、尘土、谷皮等，谷物在烹调前必须经过淘洗。然而，淘洗可导致维生素B_1、维生素B_2丢失，而维生素B_1长期摄入不足会引起迟缓型便秘。故对于此类便秘者，谷物淘洗不宜用力过猛，不宜淘洗次数过多，不宜淘洗用水温度过高。此外，米饭在电饭煲中保温，随着时间的延长，维生素B_1损失会越来越多，因此不宜设定过长的保温时间。

2. 薯类。常见的薯类有土豆、红薯、芋头、魔芋、山药等。薯类的碳水化合物含量在25%左右，蛋白质、脂肪含量较低，维生素C含量较谷类高。薯类还含有丰富的纤维素、半纤维素和果胶等，可促进肠蠕动，缓解大便干硬、排便困难等问题，预防和改善便秘。魔芋葡甘聚糖是魔芋的一种主要有效成分，具有强大的膨胀力和黏韧度，可以帮助软化粪便，促进排便。但摄入过多薯类会引起消化不良，加重腹胀，所以不宜一次摄入过多哦！

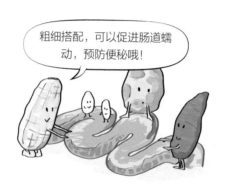

3. 蔬菜。白菜、胡萝卜、芹菜、荠菜、西蓝花、菠菜、韭菜等是维生素C、矿物质、膳食纤维和β-胡萝卜素等植物化学物的良好来源，可促进肠蠕动，利于通便。

4. 豆类。大多数豆类，包括黄豆、黑豆、青豆、豌豆、蚕豆、扁豆、鹰嘴豆等，膳食纤维含量都很高。此外，豆类中的其他营养素如钾、B族维生素等可以帮助平衡消化道液体，促进肠道蠕动，从而有助于保持大便通畅，预防便秘。

5. 新鲜水果。柑橘、苹果和柠檬的含水量为85%～90%，富含维生素C、钾、镁和丰富的膳食纤维（尤其是含有较多的果胶，这种可溶性膳食纤维有助于软化大便，增加肠蠕动，促进排便）。另外还有一些水果，如西梅、猕猴桃，不仅含有大量的纤维素，还含有山梨醇和酚类化合物，可吸收水分进入肠道和促进肠蠕动，帮助排便。

6. 奶类。酸奶是一种发酵奶制品，是蛋白质、钙、维生素A和维生素B_2的重要来源之一，与人类健康密切相关。同时酸奶含有大量的乳酸菌，可以维持肠道菌群平衡，并且它在发酵过程中会生成大量的短链脂肪酸，促进肠道蠕动，增强肠道活力。每天摄入酸奶能增加排便次数，缓解与便秘相关的不良症状。

母乳的营养物质含量和理化性质更适合婴儿的消化、吸收和代谢能力，并有助于调节免疫功能平衡发展。母乳中的母乳低聚糖、双歧杆菌、IGF-1、前列腺素2等可以调节肠道，促进肠道蠕动。与母乳喂养婴儿相比，配方奶喂养婴儿的粪便性状偏硬。有功能性便秘的婴儿可以尝试部分水解（适度水解）配方奶喂养。有研究表明，此类配方奶较普通配方奶更易改善婴幼儿便秘。

7. 足量脂肪。便秘儿童饮食中的脂肪供应量可比健康儿童稍高，每日摄入量应占总能量的40%（3岁及以下），4岁及以上可占25% ~ 35%。1岁内小朋友主要的脂肪来源是奶、蛋、肉，如果荤菜摄入不足，奶量不够，脂肪的摄入量可能就会不足。要知道油脂可是能帮助润滑肠道、促进排便的呢！记得要额外增加5 ~ 10克食用油（7月龄开始）。此外，坚果粉（如芝麻粉、核桃粉）也提供一些不饱和脂肪酸，可以添加到容易便秘的小朋友的辅食中。但是不建议过度摄入脂肪，因为这样会导致纤维摄入量相对低，进一步导致肠道菌群失衡、肠蠕动减慢，反而引起便秘。

8. 足量水分。每日饮水量充足，可以加强对结肠的刺激，预防便秘。水不仅能够使粪便变软，还会增加肠道内的粪便体积，加快运转速度，从而产生便意。便秘儿童强调足量饮水，除正常饮食（含奶类）以外，还应补充饮水量：①＜1岁补充14毫升/（千克·日）；②1～4岁补充12毫升/（千克·日）；③5～7岁补充10毫升/（千克·日）；④8～13岁补充8毫升/（千克·日）；⑤＞13岁补充5毫升/（千克·日）。在此基础上继续增加饮水量，一般也不会增加排便，除非处于脱水状态（发热、剧烈体育运动、特殊疾病消耗或治疗等）。

9. 避免食用容易导致便秘的食物。未成熟的香蕉、柿子及未充分发酵的浓茶等含鞣酸较多，具有很强的收敛作用，能与蛋白质结合生成一种块状的、不易消化的鞣酸蛋白，导致粪便干燥、硬结，从而引发便秘。

便秘儿童参考食谱（8岁，男，体重25千克，每日总摄入能量1800千卡）

早餐	杂粮粥（小米20克，糙米20克），馒头（全麦粉25克），茭白炒蛋（茭白50克，鸡蛋50克，橄榄油10克），酸奶150毫升
午餐	杂粮米饭（玉米渣20克，大米80克），洋葱炒牛肉丝（洋葱100克，瘦牛肉75克，调和油10克）
晚餐	米饭（黑米30克，大米40克），蒸红薯50克，芹菜炒豆干（芹菜茎100克，豆干50克，调和油10克）
加餐	水果（猕猴桃100克），酸奶150毫升 额外饮水200毫升（总水量建议800～1000毫升，含所有液体类食物）
膳食纤维	膳食纤维约18克

另外给大家推荐两个缓解便秘的食谱，如下。

山楂苹果汤

材料：

山楂5颗，苹果半个

做法：

1. 山楂洗净，去核；苹果洗净，去皮，去核，切成小块。
2. 把山楂和苹果块放入锅中，加入适量清水。
3. 大火煮开后，转小火煮20分钟左右，至山楂和苹果软烂。
4. 根据孩子的口味，可以加入适量冰糖调味。

蔬菜燕麦粥

材料：

燕麦30克，胡萝卜半根，西蓝花适量

做法：

1. 胡萝卜洗净，去皮切成小丁；西蓝花洗净，切成小朵。
2. 锅中加水烧开，放入胡萝卜丁和西蓝花焯熟，捞出备用。
3. 锅中倒入适量清水，放入燕麦煮至软烂。
4. 加入焯好的胡萝卜丁和西蓝花，继续煮2～3分钟即可。
5. 可以适当加入盐或肉松调味。

 ## 排便习惯训练很重要

对于便秘的小朋友来说，进行排便习惯训练尤其重要。排便习惯训练是指训练儿童产生有意识的、按时的排便习惯。建立排便反射是系统学习排便技能的过程。随着年龄增长，小朋友的大脑功能逐渐成熟，意识性排便经训练转为适应社会生活需要（时间、场所、条件）的条件反射。小朋友按时排便（即社会规律性排便），生活规律化，可防止便秘及大便失禁。

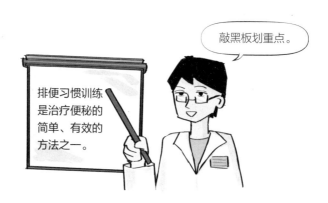

排便习惯训练着重于训练小朋友的排便准备，允许反复实践，依据兴趣、能力逐步训练。大多数儿童在18个月左右时，其生理系统已发展到能够进行一定程度的排便控制。然而，他们的认知发展可能稍晚，许多孩子在满2岁之前尚未完全理解小马桶的用途或如何使用它。他们可能会忘记使用马桶，或难以长时间集中注意力完成排便。

因此，家长在初期训练时应设定合理的期望，并以孩子能理解的方式清晰传达。家长应经常提醒孩子，并耐心坚持，以帮助孩子养成良好的排便习惯。小马桶应放置在固定且方便孩子使用的地方，不一定是卫生间。家长应确保每次使用后都有一套固定的清洁流程，如擦拭、倒空马桶和洗手。

为了保持一致性，家中所有照顾孩子的成员都应了解并遵循相同的训练方法。选择小马桶时，应考虑外观吸引力，如鲜艳的颜色或卡通形象，以激发孩子的兴趣。小马桶的高度应适宜，确保孩子坐上去时膝盖水平高于臀部，这有助于直肠放松，同时保证孩子的双脚可以平放在地上，以便用力。

推荐便秘儿童采取蹲位排便姿势。耻骨直肠肌放松，排便时的直肠肛角变大，直肠管腔变直，有利于粪便排出；蹲位排便可缩短排便时间，改善排便费力，提高排便满意度。如采取坐位姿势，则把凳子放在孩子的脚下，确保膝盖高于臀部。这种姿势有助于放松骨盆底，减少肛门压力，利于排便。

此外，鼓励孩子在特定时间，如餐后（特别是早餐后30～60分钟），到小马桶上坐一会儿，即使不排便也有助于建立条件反射。通过这些方法，家长可以有效地支持孩子在认知和生理上逐步接受独立排便。排便习惯训练的时间选择与胃结肠反射有关——晨起的起立反射可促进结肠运动，有助于产生便意。另外，进餐后胃窦扩张、食物进入十二指肠诱发的胃结肠反射和十二指肠结肠反射均可促进结肠蠕动，产生排便反射，有利于成功排便。建议便秘儿童在晨起和餐后2小时内尝试排便。

学龄期和年长的便秘儿童应采用少坐多行、饭后慢行20分钟、适当增加运动量等方式，增强食欲，加快胃肠蠕动，提高排便辅助肌的收缩力，从而促进排便，改善便秘。

长期便秘容易造成肛门括约肌松弛，肛门排便无力。经常做提肛运动对于缓解便秘有一定的作用。提肛运动有效，主要是因为肛门的节律性收缩运动刺激肠壁感觉神经末梢，使直肠运动加强，促进肠蠕动。动作要领是收缩肛门周围的肌肉，像忍大便一样向上提，然后放松肌肉，反复此动作。长期坚持提肛运动，能调节不正常的排便习惯，有效达到治疗目的。提肛运动方法简便，疗效可靠，不受时间、地点限制，家长可以指导孩子练习。

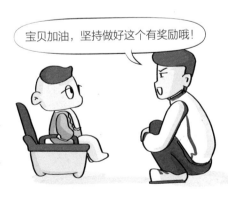

关于腹泻和便秘的那些流言蜚语

误区1：腹泻时，大便中有白细胞，就一定要使用抗生素

事实上，大便中存在白细胞，不一定需要使用抗生素。然而，在下列情况下，可根据医生建议考虑使用抗生素：腹泻的小朋友是婴儿，表现出明显的感染中毒症状（如发热、面色苍白、精神状态不佳等），或者大便中出现黏液血便或脓血便，或者存在营养不良，或者有基础疾病，或者免疫功能低下。此外，如果大便培养检测出特定细菌，也应根据医生的建议使用抗生素。

误区2：乳糖不耐受导致的腹泻需要长期服用无乳糖配方奶

乳糖是一种双糖，其分子是由葡萄糖和半乳糖组成的。乳糖有助于促进钙吸收，改善肠道功能，促进大脑发育。但是乳糖在人体中不能被直接吸收，需要经乳糖酶分解才能被吸收。缺少乳糖酶的人在摄入乳糖后，未被分解的乳糖直接进入大肠，刺激大肠蠕动加快，造成腹泻症状，称为乳糖不耐受。乳糖不耐受分为原发性乳糖酶缺乏和继发性乳糖酶缺乏。小朋友以继发性乳糖酶缺乏为主，多发生于急性或慢性腹泻后。在乳糖不耐受期间，需为小朋友添加乳糖酶或更换成无乳糖配方奶喂养。待小朋友腹泻好转后，乳糖酶的活性逐渐恢复（一般2～8周恢复），应该逐步换回母乳或普通配方奶喂养。不需要长年累月服用无乳糖配方奶，导致乳糖的好处无从发挥。

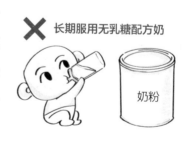

长期服用无乳糖配方奶

奶粉

误区3：腹泻时不给孩子吃其他药，只服用益生菌最安全

腹泻的病因多种多样，细菌、病毒、食物过敏、菌群紊乱等都可能导致腹泻发生。腹泻时，及时补液尤为关键，特别是在急性腹泻的情况下。补液可以防止脱水和电解质失衡。对于慢性腹泻，重要的是明确病因，并采取相应的综合治疗措施。益生菌作为调节肠道微生态平衡的一种手段，在某些腹泻情况下可以辅助治疗。然而，如果腹泻的病因尚未明确，仅依赖益生菌治疗可能不够，甚至可能延误病情，导致脱水、感染加重等。因此，在未明确病因的情况下，不应仅依赖益生菌治疗，而应寻求专业医疗建议。

误区4：一天不排便就是便秘

一天不排便并不能断定是便秘。每个孩子都有自己的排便习惯，无论1～2天排便1次，还是2～3天排便1次，只要排出来的是软便，孩子排便不费力，生长发育又不受影响，就不能算是便秘。

误区5：吃香蕉可以通便

大家都认为，香蕉润肠，便秘时应多吃香蕉。其实，香蕉未成熟时，外皮呈青绿色，剥去外皮，涩得不能下咽。香蕉的这种"涩"，是其含有的大量鞣酸造成的。鞣酸会与食物中的蛋白质结合成一种不易消化的鞣酸蛋白，反而加重便秘。一般来说，将香蕉放在透风处存放至表皮有黑斑，但内里质地并未改变时吃最好。即便是成熟香蕉，其膳食纤维含量相较于其他水果也并不算高，所以香蕉的实际通便效果不见得很好。

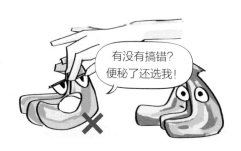

误区6：便秘只能喝粥

一位奶奶带着四五岁的孙子走进营养科诊室，着急地说："医生，你看我家孙子，自从便秘后只敢给他喝稀粥，干饭不敢吃，肉蛋不敢吃，奶不能喝，体重都下降了。您快点帮我看看要怎么吃。"医生问："这么大的孩子了，为什么只给喝粥呢？"奶奶一脸认真地回答："哎呀，我孙子便秘很严重，我怕吃了干饭和肉更严重，只敢给他喝粥。"

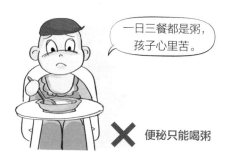

便秘只能喝粥

类似情况在营养科、消化科门诊屡见不鲜。大家可能都认为，既然大便已经很干结了，那就不能吃干的食物。这种想法是很不科学的。我们都知道粥是少许的谷类食物加大量的水煮成的，进入人体后，水分被吸收，剩余的残渣很少，形成的大便也少，无法形成有效的排便反射，身体就不会产生排便的欲望。大便在直肠存留时间过长，进一步导致水分减少，体积缩小，最终造成大便越来越干。因此，不需要刻意吃过稀的食物，一般情况下还是应该摄入含膳食纤维丰富的各类食物。

误区7：便秘是因为喝配方奶上火了

很多家长把便秘归结为上火，认为首当其冲的上火食物是奶粉。家长认为孩子"火气重"，给孩子频繁换奶粉，在两餐奶之间强制给孩子多喝水，或者喝"金银花露""清火宝"，还有家长刻意把奶粉稀释冲调。实际上，孩子便秘和上火未必有关，更不能把责任推给奶粉。有些孩子便秘是因为奶量少、辅食量少。摄入少，自然排出少，消化后液体被吸收，残渣少导致大便减少、变稠。刻意稀释奶粉会导致营养不良，胡乱添加"清火宝"等不规范的补充剂，也可能引起其他问题。

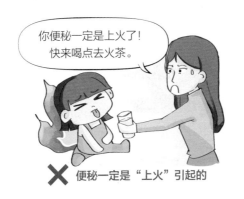

✖ 便秘一定是"上火"引起的

误区8：喝蜂蜜缓解便秘

对于成人和大一点的孩子，蜂蜜有缓解便秘的作用。很多家长也考虑给小婴儿喝蜂蜜。但我们不建议这样做，为什么呢？

蜂蜜中可能含有肉毒杆菌芽孢，能产生肉毒毒素。这是一种毒性强烈的神经毒素，中毒后刚开始表现为乏力、头晕、头痛、走路不稳，随后会出现肌肉麻痹和神经功能不全。肉毒毒素是目前已知的毒性最强的急性毒物，致死剂量为0.1微克。肉毒毒素的弱点是不耐热，80℃加热30分钟或100℃加热10～20分钟就可以完全被破坏。但是，蜂蜜一般在野外采集，加工和食用过程中很少会经过高温处理。因此，蜂蜜是一种容易被肉毒杆菌污染进而导致食用者中毒的食物。

蜂蜜中的肉毒杆菌芽孢多数人吃了没事，这是因为肉毒杆菌芽孢只在适宜的条件下才能生长并产生毒素。一般成年人的肠道环境不适宜芽孢复苏，即使吃蜂蜜也并无大碍。但是1岁以内婴儿的消化道还很稚嫩，发育尚不健全，免疫力很弱，其自身的肠道菌群不成熟，还不足以抵抗肉毒杆菌的侵袭。为保护婴儿的健康，防患于未然，禁止1岁以内的婴儿食用蜂蜜。

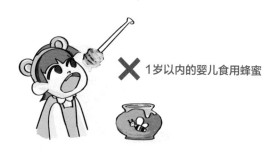

✘ 1岁以内的婴儿食用蜂蜜

误区9：如厕训练不能穿尿不湿，这样效果才好

有不少家长觉得既然开始进行如厕训练，就不能再穿尿不湿了，不管三七二十一，先把尿不湿脱了，但是很少有小朋友可以立刻脱离尿不湿。应该循序渐进，先从孩子可以表达排便意愿开始。还有一些家长想要给小朋友点"厉害"看看，让小朋友长时间穿着脏尿不湿，误以为只

要孩子觉得难受了，他们就能记住上厕所了。事实上，这种身体上的惩罚并不会让孩子学得更快。家长要记住"奖赏永远比惩罚有用"这句话，试着给孩子一些小小的奖励作为鼓励哦！

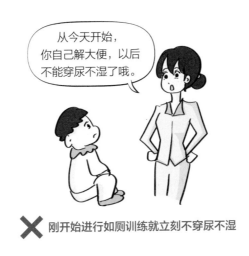

✖ 刚开始进行如厕训练就立刻不穿尿不湿

误区 10：便秘都应该采用高纤维、高脂肪饮食

有一种特殊的疾病叫肠易激综合征，它也可能导致便秘，病因可能与肠道敏感有关。对于这种情况，我们需要做到避免过度饮食、饮酒、摄入咖啡因，以及避免摄入高脂肪、辛辣、麻辣、重香料、产气食物。补充纤维也不能过于急躁，可溶性膳食纤维有一定的作用，但需要慢慢增加。对于肠易激综合征，最好的方法是采取如下表所示的低FODMAP饮食（低发酵、低低聚糖、低双糖、低单糖和低多元醇饮食），它是解决肠易激综合征的一种有效方法。

肠易激综合征儿童的食物选择

食物分类	可选用	禁用
谷薯类	无谷蛋白的面包或谷类制品、稻米、燕麦、玉米粥、小米、高粱、木薯粉、红薯、芋头	小麦、黑麦（如面包、咸饼干、饼干）、粗燕麦粉、意大利面、甜玉米
奶类	无乳糖牛奶、燕麦奶、米浆、硬质干酪、软质乳酪、无乳糖的各类酸奶、冰激凌替代品（意大利胶凝冰糕、果汁冰糕）、黄油替代品（橄榄油）	牛奶、羊奶、奶油冻、冰激凌、酸奶、软的未熟的乳酪（生乳酪）
豆类	豆腐	鹰嘴豆、芸豆、扁豆、黄豆
蛋类	无特殊限制，采用蒸、煮等方式烹调	—
肉类	无特殊限制，采用低脂肪饮食	—
蔬菜	苜蓿、竹笋、豆芽、白菜、胡萝卜、芹菜、佛手瓜、菜心、茄子、莴苣、姜、嫩菜豆、生菜、橄榄、萝卜、土豆、南瓜、甜红椒、菠菜、甘蓝、西红柿、山药、西葫芦、大头菜	洋姜、芦笋、甜菜根、西蓝花、莲花白、卷心菜、茴香、大蒜、韭葱、秋葵、洋葱、青葱、大葱、菜花、青辣椒、蘑菇
水果	香蕉、蓝莓、哈密瓜、香瓜、榴梿、葡萄、柚子、猕猴桃、柠檬、橙子、木瓜、草莓	苹果、杧果、梨、水果罐头、天然果汁、西瓜、柿子、杏、牛油果、樱桃、黑莓、龙眼、荔枝、桃、李子、枸杞、各种果干
坚果	瓜子、栗子、亚麻籽、奇亚籽、核桃、榛子、花生、松子、南瓜子、芝麻、夏威夷果、碧根果（坚果需适量）	腰果、开心果、巴旦木
其他	葡萄糖、白糖、红糖、冰糖、安赛蜜、麦芽糊精、柠檬酸、糖精、枫糖浆、小苏打、三氯蔗糖、明胶、大豆卵磷脂	甜味剂：山梨醇、甘露醇、麦芽糖醇、木糖醇、菊粉、椰蓉、蜂蜜 大剂量果糖：浓缩果汁、大量水果、果脯、玉米糖浆

第 3 章

好身材从儿童抓起

——儿童肥胖与营养

- 你说我是「小胖墩」
- 判断肥胖的科学指标
- 肥胖成因
- 减重不能减健康
- 崇尚科学减重，打开饮食秘籍
- 关于减重的常见误区

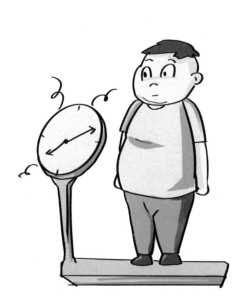

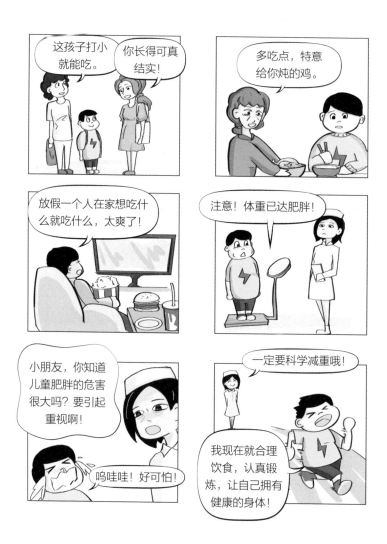

在成人的世界，为了美丽，更为了健康，减重常常被当成一生的事业来完成，所谓生命不息，减重不止。其实，好身材可以从孩童抓起。一项来自中国疾控中心的研究显示，在随访的13年中，80%的儿童肥胖会发展为成人肥胖。因此，从小预防超重和肥胖至关重要。

有的父母担心孩子吃不饱，有的父母认为"能吃是福"，有的父母觉得孩子胖乎乎的看起来可爱，有的父母觉得孩子长大了再减重就可以……

殊不知，这些想法着实把孩子"坑"了。肥胖的产生除基因因素外，明显受到后天生活方式的影响。过度溺爱孩子可能会导致肥胖问题，比如，无节制地提供零食，以及在孩子需要运动或参与劳动时过分迁就，不忍心让他们劳累。虽然我们不歧视肥胖者，但儿童肥胖的确有害身体健康，还容易诱发各种心理问题，影响孩子将来的社会活动。早期预防和识别儿童肥胖，并且及时治疗，非常有必要。

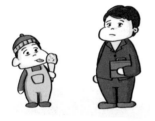

八成儿童肥胖会发展为成人肥胖

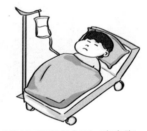

肥胖可诱发高血压、高血脂、高血糖、高尿酸等慢性疾病

你说我是"小胖墩"

孩子是家里每个人的心头宝。家长把孩子捧在手里怕摔了，含在嘴里怕化了。一方面，家长恨不得把全天下最好的东西都送给自己的孩子，在生活中总担心孩子营养不够、长不高、长不壮，想方设法地让孩子多吃一点；另一方面，孩子普遍学习压力大，生活节奏快，吃得过多，但体育锻炼和体力活动不足，容易导致孩子营养过剩。

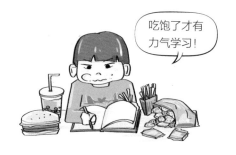

吃饱了才有力气学习!

学习压力、久坐和高能量食品导致儿童营养过剩。

适度锻炼，健康饮食，才能既"吃好喝好"，又元气满满。

儿童肥胖很流行

我们走在大街上，看到很多孩子都胖乎乎的，这就是营养过剩的表现。越来越多的儿童出现了肥胖，这种现象呈井喷式增长。

儿童单纯性肥胖是由于长期的能量摄入超过人体消耗，使体内脂肪过度积聚、体重超过参考值范围。肥胖不仅影响儿童健康，还与成年期发生代谢综合征密切相关。

日益严重的儿童肥胖率和超重率

《中国居民营养与慢性病状况报告（2020年）》显示，我国6～17岁儿童超重率、肥胖率加起来将近20%，6岁以下儿童超重率、肥胖率加起来超过10%。

6～17岁儿童超重率为11.1%，肥胖率为7.9%；6岁以下儿童超重率为6.8%，肥胖率为3.6%。

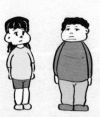

城市与农村的儿童肥胖问题

城市6～17岁儿童的超重率和肥胖率超过农村，城市6岁以下儿童的超重率略高。

农村6岁以下儿童的肥胖率超过城市。与2015年相比，两个年龄段的超重率和肥胖率均上升。

儿童肥胖危害大

肥胖不仅会带给孩子心理伤害，如同学（甚至还有老师和家长）的歧视和取笑，加剧肥胖儿童的自卑心理、敌对情绪，严重者甚至影响人格；还可能对各个器官系统产生不利影响。代谢综合征是一系列以胰岛素抵抗为特征的症候群，包括肥胖、高血压、高血脂和糖耐量受损，严重危害人体健康。

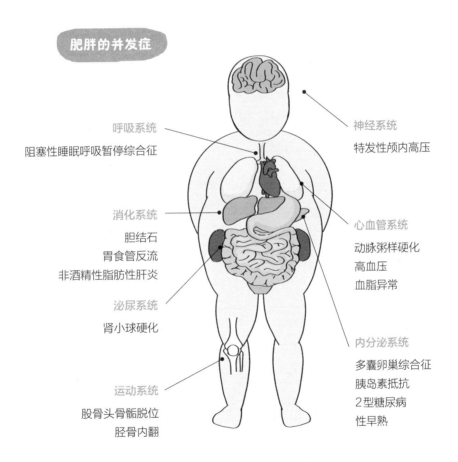

肥胖的并发症

呼吸系统
阻塞性睡眠呼吸暂停综合征

消化系统
胆结石
胃食管反流
非酒精性脂肪性肝炎

泌尿系统
肾小球硬化

运动系统
股骨头骨骺脱位
胫骨内翻

神经系统
特发性颅内高压

心血管系统
动脉粥样硬化
高血压
血脂异常

内分泌系统
多囊卵巢综合征
胰岛素抵抗
2型糖尿病
性早熟

1. 呼吸系统。阻塞性睡眠呼吸暂停综合征与肥胖相关，其定义为发生在睡眠过程中的呼吸障碍。症状包括夜间憋醒，睡眠质量欠佳，清晨清醒困难，白天嗜睡、疲倦，遗尿，注意力和记忆力减退等。如果不加以治疗，可发生肺动脉高压、高血压和心力衰竭，而体重增加可诱发这些症状。

2. 消化系统。在肥胖儿童中，常见消化系统并发症有胆结石、胃食管反流及非酒精性脂肪性肝炎。胆结石的发生率受体重指数影响。非酒精性脂肪性肝炎是由于脂肪摄入过多，导致脂肪沉积在肝脏，可能进展为肝硬化、终末期肝病，可能需进行肝移植治疗。目前的研究表明，减重可以减少肝脏脂肪浸润并减轻肝纤维化改变。

3. 泌尿系统。肾小球硬化是所有慢性肾脏疾病进行性发展的共同结局，主要见于各种肾脏疾病的后期，也见于高血压、糖尿病、自身免疫性疾病等慢性疾病造成的肾损害。

4. 运动系统。儿童肥胖会引起严重的骨骼问题，如股骨头骨骺脱位和胫骨内翻。胫骨内翻儿童若伴有肥胖，治疗的方法之一就是减重。

5. 神经系统。特发性颅内高压，临床表现为眼底检查偶然发现的视盘水肿，也可出现头痛、呕吐、视物模糊或复视（双眼看一物体时感觉为两个物像的异常现象）。减重是治疗特发性颅内高压的一种方法。

6. 心血管系统。随着肥胖发生率的进行性增加，动脉粥样硬化、高血压和血脂异常等成人期疾病开始在肥胖儿童中出现。一项长达55年的随访研究表明，儿童期的高脂血症可持续至成年期，而且无论成年后肥胖与否，心血管疾病患病率和早亡的风险都增加。

7. 内分泌系统。内分泌变化在肥胖儿童中较常见。多囊卵巢综合征可发生在肥胖的女性青少年中，以胰岛素抵抗伴雄激素升高为特征，临床症状有月经稀发或闭经、多毛、痤疮、多囊卵巢和肥胖。肥胖者存在胰岛素抵抗，导致糖代谢异常，可出现糖耐量减低，甚至患2型糖尿病。肥胖还是性早熟的风险因素之一，性早熟会导致骨龄提前，影响身高和孩子的心理健康。

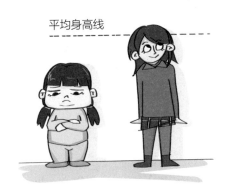

平均身高线

肥胖的并发症可能是致命的。与肥胖相关的急症包括糖尿病酮症酸中毒、肺栓塞、肥厚性心肌病和高血糖高渗状态。若未能及时发现，可能危及生命。因此，对儿童肥胖的预防、诊断和治疗显得尤为迫切。

 判断肥胖的科学指标

你家孩子的体重是正常、超重，还是肥胖？标准不是你说了算，也不是亲戚朋友说了算，而是需要科学的指标来判断。以下几个指标我们都来了解一下。

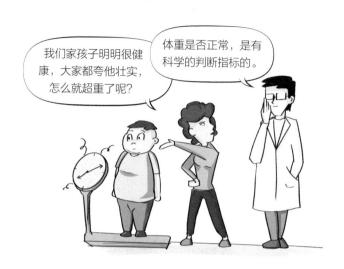

体重指数（body mass index，BMI）

BMI是用于评估超重、肥胖的最常用指标。

计算公式：BMI=体重（千克）/身高^2（米^2）

2岁以内一般不诊断肥胖，2～5岁儿童可参考"中国0～18岁儿童、青少年体块指数的生长曲线"中的"2～5岁儿童超重和肥胖BMI筛查界值"，6～18岁儿童参考中华人民共和国卫生行业标准《学龄儿童青少年超重与肥胖筛查》（WS/T 586）。如果大家觉得复杂，2～18岁儿童也可直接参考下图。

不管是哪种标准，BMI数值≥相应性别、年龄组"超重"界值点，并且＜"肥胖"界值点者为"超重"；BMI数值≥相应性别、年龄组"肥胖"界值点者为"肥胖"。

年龄	WHO标准				IOTF标准			
（岁）	超　重		肥　胖		超　重		肥　胖	
	男	女	男	女	男	女	男	女
2	17.4	17.2	18.3	18.1	18.41	18.02	20.09	19.81
3	17.0	16.9	17.8	17.8	17.89	17.56	19.57	19.36
4	16.7	16.8	17.6	17.9	17.55	17.28	19.29	19.15
5	16.7	17.0	17.7	18.1	17.42	17.15	19.30	19.17
6	16.8	17.1	17.9	18.4	17.55	17.34	19.78	19.65
7	17.1	17.4	18.3	18.8	17.92	17.75	20.63	20.51
8	17.5	17.8	18.8	19.4	18.44	18.35	21.60	21.57
9	18.0	18.4	19.5	20.2	19.10	19.07	22.77	22.84
10	18.6	19.1	20.2	21.1	19.84	19.86	24.00	24.11
11	19.3	20.0	21.1	22.2	20.55	20.74	25.10	25.42
12	20.1	20.9	22.1	23.3	21.22	21.68	26.02	26.67
13	20.9	21.9	23.1	24.4	21.91	22.58	26.84	27.76
14	21.9	22.9	24.2	25.5	22.64	23.34	27.63	28.57
15	22.8	23.7	25.2	26.3	23.29	23.94	28.30	29.11
16	23.7	24.2	26.1	27.0	23.90	24.37	28.88	29.43
17	24.4	24.7	26.9	27.4	24.46	24.47	29.41	29.69
18	25.0	24.9	27.5	27.7	25.00	25.00	30.00	30.00

腰围、腰围身高比（waist to height ratio，WHtR）

　　腰围是判定6～18岁儿童向心性肥胖的重要指标，可以更好地预测心血管疾病和糖尿病等疾病的发生风险。2007年国际糖尿病联盟把腰围大于等于同年龄、同性别儿童腰围的第90百分位数作为儿童向心性肥胖的筛查指标。WHtR是腰围与身高的比值。和单独腰围相比，WHtR受年龄、性别的影响较小，更适合广泛筛查。中国儿童数据显示，当6~15岁男童WHtR>0.48、6~9岁女童WHtR>0.48、10~15岁女性青少年WHtR>0.46时，患代谢性疾病的风险增加。

体脂率

体脂率能直接了解体内脂肪的储存情况，是评价体脂最直观的指标。较为流行的体成分测试仪采用生物电阻抗法（虽非黄金标准，但相对准确，可以参考），在医院的营养科、儿保科或保健中心可能有此设备，某些健身房也有。目前，我国尚无儿童体脂率的正常参考标准，所测结果的参照标准均为国外标准，因此用体脂率的动态变化来判断减重成效更可靠一些。目前市场上也有些家用型的体成分测试仪，仅通过双脚站立测量，一般准确度很低，不建议大家参考。

皮褶厚度

人体不同部位的皮下脂肪厚度一般可反映肥胖的程度。经常测定的部位包括肩胛骨下、腹部、肱二头肌和肱三头肌。皮褶厚度一般不单独作为判定肥胖的标准，而是与身高、体重结合起来判断，有一定的参考价值。

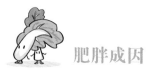

肥胖成因

奶奶说小明出生的时候是个大胖小子，出生后也能吃能喝，长得白白胖胖的；妹妹出生的时候才2.5千克，平时饭量也只有哥哥的一半。上小学后，很多同学都叫小明"小胖子"。小明非常困惑，为什么自己这么胖，而妹妹不胖呢？

肥胖是由多因素作用形成的。遗传因素在其中扮演着重要角色，但母亲的宫内环境、出生后的生活方式、内分泌系统、疾病和药物可能都会影响肥胖的形成。

1. 遗传因素。在现实生活中，我们经常看到一家子都非常瘦，怎么吃都不胖，也有很多家庭全家都胖。目前的研究认为，人类肥胖与600多个基因、标志物和染色体区域有关。家族性肥胖与多基因遗传有关。父母如果都肥胖，那么孩子的肥胖发生率为80%；父母之中只有1个肥胖，那么孩子的肥胖发生率为40% ~ 50%；父母均不肥胖，那么孩子的肥胖发生率只有14%。可见，遗传的影响很大，有肥胖家族史的儿童，父母更应该及早重视。

2. 母亲的宫内环境、出生后的生活方式。一般来讲，宫内营养过剩、出生时大于胎龄儿或巨大儿容易发生肥胖；同时，宫内营养不良、出生时小于胎龄儿，也容易发生肥胖。人体脂肪细胞数量增多主要发生在出生前3个月、生后第1年和11 ~ 13岁这3个阶段。若肥胖发生在这3个时期，即可引起脂肪细胞数目增多性肥胖，治疗较困难且易反复；不在此时期发生的肥胖，脂肪细胞体积增大而数目正常，治疗容易奏效。此外，后天不健康的生活方式，如常吃快餐、膨化食品、油煎炸烤类食品，喝含糖饮料等，都可以导致多余的能量转化为脂肪，贮存在体内，加速肥胖。身体活动量过少、沉迷电子产品、久坐、缺乏体育锻炼等，这些也是导致超重和肥胖的风险因素。

3. 医学因素。内分泌紊乱、特定疾病和药物副作用是导致肥胖的医学因素，如甲状腺功能减退、下丘脑综合征等。治疗这类疾病需控制饮食，同时需要积极配合医生，进行相应的治疗。

4. 社会及文化因素。当前许多国家和地区的儿童生长在一个"促进肥胖"的环境中，有些文化也将孩子的轻度肥胖看作"健康""体质好"。很多养育人，特别是祖辈老人，一味地要求孩子多吃，并想尽方法给孩子吃好的——"来，这个多吃点儿！""再加一碗米饭吧！"认为吃得多就是营养好的不在少数。

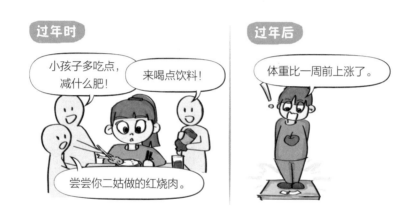

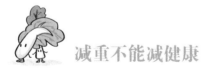 减重不能减健康

有些人对减重有误会。一说起减重，就认为是过度节食。"民以食为天。""人是铁，饭是钢，一顿不吃饿得慌。"身体就像一部机器，构成这部机器需要一定的材料，它的运转又需要一定的能量和润滑调节剂。这些"材料""能量""润滑剂"就如同人体需要的各种营养素。组成人体这部机器需要的材料（即营养素）主要有6大类：蛋白质、脂肪、碳水化

合物、维生素、矿物质和水。即便是肥胖儿童，也需要摄入上述营养素来保证健康，但是要控制总量并合理配比。

1. 蛋白质。蛋白质是构成人体的主要材料。内脏、骨骼、肌肉都含有蛋白质，免疫球蛋白也含有蛋白质。动物类食物来源蛋白质因为与人体成分相似，被称为优质蛋白质，如畜禽鱼虾、蛋类、奶类；植物类食物来源蛋白质中的大豆及其制品也是优质蛋白质。如果长期缺乏蛋白质，身体发育就会受到影响，严重时还会造成营养不良及免疫力降低。

2. 脂肪。脂肪就是我们平时说的油，人体必需脂肪酸主要来源于植物油，如核桃油、菜籽油、豆油、花生油、橄榄油、亚麻籽油等。植物油营养价值较动物油高。缺乏必需脂肪酸会影响身体免疫力、伤口愈合、视力、脑功能等。因此，肥胖儿童不能一点油都不吃。

3. 碳水化合物。碳水化合物又被称为糖类，是人体生理活动、工作、学习、运动的主要能量来源，类似汽车的汽油。膳食中的碳水化合物主要是淀粉，常见食物来源是粮谷类、薯类等。

4. 维生素。维生素是维护人体健康必需的营养物质，分为脂溶性维生素（维生素A、维生素D、维生素E、维生素K）和水溶性维生素（B族维生素、维生素C等）。婴幼儿和儿童一般比较容易缺乏维生素A、维生素D，多吃动物肝脏、红肉、深色蔬果补充维生素A，增加户外活动（阳光照射）和补充鱼肝油制剂可以获得维生素D。

5. 矿物质。矿物质常被认为是人体内的"建筑钢筋"，人体组织中含有自然界存在的多种元素。骨骼和牙齿中含有钙和磷，铁是组成血液的重要成分，锌可促进生长发育等。含铁最丰富的食物是动物食品（如瘦猪肉、牛肉、动物血）；含钙最丰富的食物是奶及其制品，其次是大豆及其制品（如黄豆、豆腐、豆腐干等）；含锌较多的食物是海鲜、动物内脏、坚果等。

6. 水。水是人体的主要组成成分，占人体60%～70%的重量。水也是膳食的重要组成部分，是一切生命的必需物质，是输送营养、促进食物消化吸收和新陈代谢的重要载体。只要有足够的水，人不吃食物可以存活数周；但若没有水，人几天便会死亡，因此我们常说"水是生命之源"。

我国经济不断发展，生活方式不断改变，饮食结构也有一定变化。根据统计，在过去10年中，城乡居民粮谷类食物摄入量保持稳定，总蛋白质摄入量基本持平，优质蛋白质摄入量有所增加，豆类和奶类消费量依然偏低；此外，脂肪摄入量过多，脂肪供能比超过30%，而蔬菜、水果摄入量略有下降。这样的饮食结构与肥胖发生率增加有一定的关系。动物脂肪摄入增加，高含糖食物摄入多，是世界各国儿童肥胖率不断提高的重要因素。因此，膳食在肥胖发生的过程中发挥了非常重要的作用。在日常生活中，哪些食物与肥胖有关呢？

1. 全谷物。指未经精细加工，保留了相对完整的谷粒及天然营养成分的全谷物（包含麸皮、胚乳和胚芽），如小麦、玉米、燕麦、大米、高粱的全部可食用部分。全谷物含有丰富的膳食纤维，脂肪含量少，有助于维持正常体重。

2. 薯类。薯类包括土豆、红薯、木薯等。除了提供丰富的碳水化合物（比全谷物能量更低，有助于减少能量摄入）和膳食纤维，薯类还含有较多的矿物质、B族维生素和维生素C。不建议食用油炸薯类，因为油炸方式会导致油脂含量过高。

3. 蔬菜和水果。蔬菜和水果是膳食纤维、有机酸、部分矿物质和维生素、多种植物化合物和生物酶的重要来源，一般能量较低，对防治肥胖、维持健康具有重要的作用。

4. 畜肉。畜肉是人体蛋白质、矿物质和维生素的重要来源之一。猪、牛、羊等畜肉中的脂肪特别是饱和脂肪酸含量较高，因此摄入过多会增加肥胖的发生风险。

5. 含糖饮料。含糖饮料是指含添加糖（包括单糖和双糖，但不包括多糖）的饮料，如果汁、运动饮料和碳酸饮料等。过多摄入含糖饮料，会增加肥胖和超重的发生风险。

6. 快餐食品。预先做好的能够迅速提供给顾客的饭食，如汉堡、比萨、盒饭等。快餐食品通常含高油脂、高盐分和高糖分，以及大量调味料和人工添加剂，膳食纤维含量普遍较低。建议儿童尽量在家就餐，少选择外食。

超重和肥胖儿童应限制摄入含有氢化植物油（一种富含反式脂肪酸的成分）的食品，如膨化食品、西式快餐及油炸食品等。同时，应减少含糖食物的摄入，如糕点、糖果、蜜饯、巧克力、冷饮、甜点等。这些食物可能增加患心血管疾病、2型糖尿病和某些肿瘤的风险。超重、肥胖儿童的食物选择建议如下表所示。

超重、肥胖儿童的食物选择

分 类	优选食物	限量食物	不宜食物
谷薯类	蒸煮烹饪、粗细搭配的杂米饭、杂粮面等	精白米面类、粉丝、年糕等	高油烹饪及加工的谷薯类，如油条、炸薯条、方便面、干脆面、面制辣条等；添加糖、奶油、黄油的点心，如奶油蛋糕、黄油面包、奶油爆米花
蔬菜类	叶菜类、瓜茄类、鲜豆类、花芽类、菌藻类等	部分淀粉含量高的蔬菜，如莲藕等	高油、盐、糖烹饪及加工的蔬菜，如炸藕夹、油焖茄子、油炸的果蔬脆等
水果类	绝大部分浆果类、核果类、瓜果类，如柚子、蓝莓、草莓、苹果、樱桃等	含糖量比较高的水果，如冬枣、山楂、榴梿、香蕉、荔枝、甘蔗、龙眼、杧果等	各类高糖分的水果罐头、果脯等
畜禽类	畜类脂肪含量低的部位，如里脊、腱子肉等；少脂禽类，如胸脯肉、去皮腿肉等	畜类脂肪含量相对高的部位，如牛排、小排、肩部肉等；带皮禽类；较多油、盐、糖烹饪及加工的畜禽类	畜类脂肪含量高的部位，如肥肉、五花肉、肘子、牛腩等；富含油脂的内脏，如大肠、肥鹅肝等；高油、盐、糖烹饪及加工的畜禽类
水产类	绝大部分清蒸或水煮的水产类	较多油、盐、糖等烹饪的水产类，如煎带鱼、糖醋鱼等	蟹黄和（或）蟹膏等富含脂肪和胆固醇的水产部位；油炸、腌制的水产类及其制品
豆类	大豆和杂豆制品，如豆腐、无糖豆浆等	添加少量糖和（或）油的豆制品等	油、盐、糖含量高的加工豆制品，如兰花豆、油炸豆腐、豆腐乳、豆制辣条
蛋奶类	蒸煮蛋类；脱脂及低脂奶制品，如脱脂牛奶、无糖酸奶	少油煎蛋、含少量添加糖的奶制品	含有大量添加糖的奶制品
饮料类	白水、矿泉水、纯净水等	不加糖的鲜榨果汁	含糖饮料、加入植脂末或糖的奶茶、果汁饮料
坚果类	无添加油、盐、糖的原味坚果	添加少量油、盐、糖调味的坚果	添加大量油、盐、糖调味的坚果

引自《中国儿童肥胖诊断评估与管理专家共识》

崇尚科学减重，打开饮食秘籍

管住嘴、迈开腿，养成良好生活习惯

儿童肥胖的治疗原则是减少食物总量的摄入和增加身体对能量的消耗（用通俗的话说就是"少吃多动"），使体内脂肪不断减少，体重逐步下降。对儿童来讲，防止继续增重比减重更为重要。体重减轻、身高正常增长是减重成功的标志。饮食疗法和运动疗法是两项最主要的措施。药物治疗效果不确定，外科手术治疗的并发症严重，这两种减重方法一般不宜用于儿童。最有效的方法是以家庭和学校为中心，鼓励肥胖儿童全家改变生活方式和培养健康的饮食习惯。

怎样管住嘴呢？食欲和心理、生理状态都有关系，很多时候我们的身体并不需要进食，但我们仍会不自觉地寻找食物吃，这通常是由无聊或精神紧张导致的。告诉大家几个抑制食欲的小窍门：家里不备零食，转移注意力（如嚼口香糖、喝大量的温开水、提前刷牙、找点事情做、提前睡觉）等。

"卡路里，卡路里，燃烧我的卡路里""动感单车普拉提""平板哑铃划船机，不达目的不放弃！"《卡路里》这首歌之所以激动人心，红遍大江南北，必然有其道理。适当的运动能促使脂肪分解，减少胰岛素分泌，使脂肪合成减少，蛋白质合成增加，促进肌肉合成。运动是有效的减重方法，但需要强大的毅力！

2018年我国发布的《学龄前儿童（3～6岁）运动指南》建议学龄前儿童每天应进行1小时的中高强度运动，总运动时间要达到3小时；世

界卫生组织于2020年发布的《身体活动和久坐行为指南》提出，5 ~ 17岁儿童每天进行至少60分钟的中等强度运动，每周进行至少3天的剧烈强度有氧运动及增强肌肉、骨骼的运动。

此外，肥胖儿童常因动作笨拙和活动后易累、运动耐力不足而不愿锻炼，这主要是因为过多的体重增加了耗氧量。因此，应该鼓励并引导这些儿童进行适度的持续性锻炼，选择那些不会因乳酸积累而导致身体过度疲劳的运动形式，以帮助他们逐渐增强体能和耐力。可鼓励他们选择易于坚持的运动，如晨间跑步、快走、做操、骑自行车等，活动量以运动后轻松愉快、不感到过度疲劳为原则。如果运动后疲惫不堪、心慌气促、食欲大增，均提示活动过度。运动的重点是延长每次运动的时间，而不是追求过高的强度，因为运动超过30分钟，脂肪消耗比例才开始明显增加。

肥胖儿童由于体重大、心肺功能差，其运动强度在刚开始时不宜过大。心率可以稍微低些，如100 ~ 110次/分，逐渐达到130 ~ 150次/分。以移动身体的运动项目为主，如长跑、快走、游泳、跳绳和骑自行车等。开始运动前先做准备活动（热身运动），然后从低强度训练开始，根据身体耐受情况，逐渐转为中高强度训练，并适当延长运动时间。可参考的运动计划如下。

1. 低强度运动计划建议如下。

（1）慢走10分钟+快走20分钟+慢走10分钟，总能量消耗约200千卡（慢走用时为每千米10 ~ 11分钟，快走用时为每千米8 ~ 9分钟）。

（2）慢骑自行车40分钟，总能量消耗约350千卡。

2. 中强度训练计划建议如下。

（1）慢跑60分钟，总能量消耗550千卡（慢跑用时为每千米6～7分钟）。

（2）进行足球、篮球、网球类体育项目60分钟，总能量消耗550～650千卡。

3. 高强度训练计划建议如下。

（1）户外徒步爬山2小时以上，总能量消耗800千卡。

（2）进行游泳（30米/分）、越野跑（200米/分）、滑雪、快骑自行车等比较剧烈的活动60分钟，总能量消耗600～800千卡。

减重目标要合理，循序渐进最科学

曾经有个对超重、肥胖儿童的调查显示，50%以上的人想每个月减重5千克以上，更有30%左右的人想1个月减重10千克以上。肥胖儿童不是肥胖成人的缩小版。儿童需要以保证生长发育为前提，适当控制饮食，应以体重不增长为目标。不能让体重急剧下降，之后根据体质情况逐渐减少能量摄入，降低体重。

1. 2～5岁学龄前儿童。超重儿童尽量保持体重不增长，肥胖儿童尝试维持体重不增长，并可以尝试在保证均衡饮食、能量足够的前提下，每个月减重0.5千克。

2. 6～12岁学龄儿童。超重儿童维持体重不增长，肥胖儿童每个月体重减轻0.5千克。如果BMI达到同年龄、同性别第99百分位数，则每周体重减轻不超过1千克。

3. 13 - 18岁青少年。超重青少年充分控制体重不增长，肥胖青少年适度减重，尝试每周减重不超过1千克。

过度节食有风险，合理搭配更重要

儿童不宜过度限制饮食，应逐渐减少总能量的摄入，均衡饮食。膳食宜低能量、低脂肪（蔬菜类）、适当碳水化合物（主食如米、面）、高蛋白（肉、蛋、奶），以及维生素和矿物质含量丰富。这样的饮食结构既可以缓慢、健康地减重，又不容易反弹。可总结为一句话：每餐有肉（蛋）、蔬菜和小半碗米饭，记得要少肥肉、少油。

良好的饮食习惯对减重具有重要作用，避免不吃早餐或晚餐吃过饱，不吃夜宵，不吃零食，减慢进食速度。父母、兄弟姐妹及同伴都应该建立均衡、健康的饮食习惯，形成良好的家庭饮食氛围，不要经常用食物对儿童进行奖励。

肥胖预防胜过治疗

预防胜于治疗。成年期疾病的儿童起源学说指出，从母亲孕前期开始，到胎儿期、婴儿早期和儿童期，疾病预防至关重要。胎儿期和2岁以前是预防肥胖的关键时期。

1. 胎儿期。很多准妈妈有个误区，认为怀孕了自己的身体就是两个人在用，怕孩子营养不足，习惯性地大吃大喝。常见的后果是孕期体重增加过快，有些甚至比孕前增重30～35千克，导致巨大儿（出生时体重>4千克）出生。巨大儿提示胎儿营养过剩，其与儿童期体脂沉积增加及肥胖、代谢综合征的发生风险增高相关。母亲肥胖是儿童肥胖最有力的预测指标，妊娠期糖尿病也会增加儿童肥胖和患糖尿病的风险。

因此，建议孕期妇女应保持适宜的体重增长，保证合理、适宜的营养摄入，限制高糖、高脂食物，尤其要减少含糖饮料的摄入。

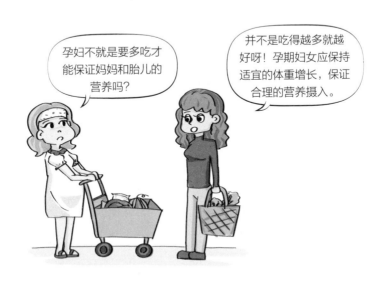

《中国居民膳食指南（2022）》建议孕期适宜体重增长值及增长速率

孕前BMI （千克/米²）	总体重增长范围 （千克）	孕中晚期的体重增长率均 （千克/周）
低体重（<18.5）	11.0 ～ 16.0	0.46（0.37 ～ 0.56）
正常体重（18.5≤BMI<24.0）	8.0 ～ 14.0	0.37（0.26 ～ 0.48）
超重（24.0≤BMI<28.0）	7.0 ～ 11.0	0.30（0.22 ～ 0.37）
肥胖（≥28.0）	5.0 ～ 9.0	0.22（0.15 ～ 0.30）

注：双胎孕妇孕前体重正常者推荐增重范围为16.7 ～ 24.3千克，孕前超重者为13.9 ～ 22.5千克，孕前肥胖者为11.3 ～ 18.9千克。双胎增重数据来源于《中国居民膳食指南（2016）》

2. 婴幼儿期。在很多养育者眼里，婴儿长得白白胖胖，今后的身体才更好，这是误区。目前的研究表明，婴儿期体重过度增加与随后的肥胖呈正相关，而母乳喂养可降低日后发生儿童肥胖的风险。因此，建议前6个月，尽量保证母乳喂养。6个月后，添加辅食循序渐进且不过量，持续监测婴儿的生长曲线，避免生长速度过快。

3. 学龄期。年幼儿童肥胖与成年期肥胖高度相关。在这个阶段，父母、家庭成员、老师、同学对儿童饮食行为的影响非常显著。因此，学龄期儿童的父母、老师应该以身作则，科学进食，并对孩子进行营养知识教育，培养他们不偏食高糖、高脂食物，不偏好不健康零食，天天活动、劳动。

4. 青春期。部分青少年追求苗条，盲目节食减重；也有部分青少年因为学习压力大或感情问题，暴饮暴食。在青春期，实施心理疏导和营养教育至关重要。培养孩子们形成科学的体重观念，学会有效地排解负面情绪，从而保持正常体重。

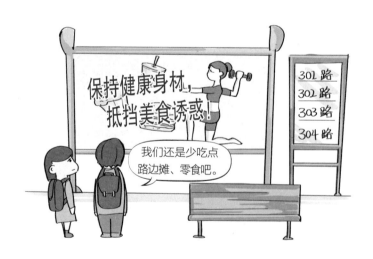

尽管个体、家庭和学校的改变对于肥胖的预防和治疗至关重要，但导致肥胖和超重的因素繁多。世界卫生组织从"孕妇、家庭、学校、社

区、企业、政府"多方面给予了相应的建议，以便从多个维度预防儿童肥胖。

儿童肥胖预防建议

妊娠期母亲预防	1. 孕前BMI在正常范围
	2. 不吸烟
	3. 保持可耐受的适度运动
	4. 妊娠糖尿病时，进行精确的血糖控制
产后及婴儿期	1. 至少母乳喂养3个月
	2. 推迟引入固体食物和甜食（液体）
家庭	1. 固定家庭吃饭的地点和时间
	2. 不要忽略进餐，尤其是早餐
	3. 吃饭时不看电视
	4. 使用小盘子，并使玩具远离餐桌
	5. 避免不必要的甜或油腻的食物和饮料
	6. 搬走儿童卧室中的电视机，限制看电视和玩游戏的时间
学校	1. 排除糖果和饼干的销售活动
	2. 检查自动售货机的食品，替换成健康的食品
	3. 安装饮水机
	4. 对老师进行基础营养与体力活动益处的教育
	5. 从幼儿园到高中均对儿童进行适宜的饮食与生活方式教育
	6. 制定体育教育的最低标准，包括每周2～3次30～45分钟的运动
	7. 鼓励"走学儿童"，1个成人带领几组儿童走路上学
社区	1. 为各年龄段儿童增加家庭活动和游乐设施
	2. 不鼓励使用电梯和自动人行道
	3. 提供如何购物、如何准备更健康饮食的信息
卫生保健人员	1. 解释生物因素和遗传因素对肥胖的影响
	2. 提供对应儿童年龄的体重预期值
	3. 把肥胖列为一种疾病，促进大众对肥胖的认识，并乐意及有能力提供治疗并纳入医疗报销

企业	1. 针对儿童，提供适合儿童年龄的食物营养标签（健康食品分级标签，如红、黄、绿等不同健康等级的食物）
	2. 鼓励营销交互式视屏游戏（儿童为了娱乐而不得不进行运动的游戏）
	3. 用名人为儿童健康食品打广告，促进早餐及规律进食
政府和监督机构	1. 定义肥胖为疾病
	2. 寻找新的途径来资助健康生活方式项目（如食品、饮料税收的收入）
	3. 政府补贴计划，促进新鲜水果和蔬菜的消费
	4. 提供财政激励措施，鼓励企业生产更多的健康产品，并对消费者进行产品内容教育
	5. 提供财政激励措施，鼓励学校发起体育创新活动及建立营养项目
	6. 允许税前扣除减重和运动计划的成本
	7. 提供建立自行车、慢跑和步行道路的基金
	8. 禁止拍摄针对学龄前儿童的快餐食品广告，并限制播放针对学龄儿童的广告

专业机构个体化定制食谱

为防治肥胖，儿童在饮食中要保持食物多样化，注意荤素兼顾、粗细搭配，保证谷类、豆类、鱼、肉、奶类、蔬菜和水果的摄入。低能量、低脂肪、低糖、高蛋白，以及维生素和矿物质丰富是膳食的基本原则。

建议一日三餐，两餐间隔4～5小时，三餐提供的能量分别占全天总能量的比例为早餐30%，午餐40%，晚餐30%；蛋白质、脂肪和碳水化合物的比例分别为12%～14%、25%～30%和55%～65%。对能量的控制要充分考虑到儿童生长发育的需要，建议肥胖儿童到医院营养专科门诊就诊，进行人体成分分析或代谢车测定，根据测量得到的基础代谢值计算出个体能量需求。如没有相关仪器，根据儿童的身高、体重，采用公式计算出能量需求值。一般建议膳食能量应在正常体重儿童需要量的基础上减少20%左右或降低300～500千卡，如下表所示。应严格计算和控

中等强度身体活动水平的儿童膳食需要量

食物类别	2～3岁	4～5岁	6～10岁	11～13岁	14～17岁
谷类（克/天）	75～125	100～150	150～200	225～250	250～300
薯类（克/天）	适量	适量	25～50	25～50	50～100
蔬菜（克/天）	100～200	150～300	300	400～450	450～500
水果（克/天）	100～200	150～250	150～250	200～300	300～350
畜禽肉（克/天）	50～75	50～75	40	50	50～75
水产品（克/天）	50～75	50～75	40	50	50～75
蛋类（克/天）	50	50	25～40	40～50	50
奶类（毫升/天）	350～500	350～500	300	300	300
大豆（克/天）	5～15	15～20	15	15	15～25
坚果（克/周）	—	适量	50	50～70	50～70
烹调油（克/天）	10～20	20～25	20～25	25～30	25～30
食盐（克/天）	<2	<3	<4	<5	<5
饮水量（毫升/天）	600～700	700～800	800～1000	1100～1300	1200～1400
能量（千卡/天）	男：1100～1250 女：1000～1150	男：1300～1400 女：1250～1300	男：1600～2050 女：1300～1450	男：2200～2600 女：2000～2200	男：2600～2950 女：2200～2350

注：数据参考自《中国居民膳食指南（2022）》《中国居民膳食营养素参考摄入量（2023版）》

制每天的摄入能量，有选择地进食或避免进食某些食物。在饮食调整的同时还要配合行为矫正，使儿童建立起正确、健康的生活习惯。

案例

10岁男童，因肥胖来某儿童医院临床营养科门诊就诊，既往体检显示没有外伤和手术史。患儿自幼胃口佳，不挑食，进食速度快，喜好甜食。出生体重4.5千克（巨大儿），生后身高、体重较同龄人增长快。目前日常食量较大，平素不喜运动。血生化检查：血糖、血脂、肝肾功能、性激素未见明显异常；餐后两小时胰岛素明显增高，提示胰岛素抵抗可能，超声结果提示脂肪肝。体格检查：身高160厘米，体重65千克，BMI 25.4，基础代谢1230千卡。结合病史及体格检查，未发现病理性肥胖因素。临床诊断：营养性肥胖症，胰岛素抵抗，非酒精性脂肪性肝病。营养师给予低血糖生成指数食谱如下，提供1600千卡（基础代谢值1230×1.3）能量。当然如果减重效果不佳，可以在专业营养师指导下进一步下调能量，但不应该低于1230千卡。

参考食谱

早餐	水煮蛋（或蒸蛋）1个，豆浆1杯或低脂牛奶1杯（200毫升），全麦面包3片或大馒头（或花卷）1个（75克），水果1个或蔬菜1份（生吃或凉拌）；油5克
午餐	米饭100克，瘦肉75克，绿色蔬菜250克；油10克
晚餐	主食75克（馒头或花卷50克+杂粮粥1小碗25克） 豆制品100克（豆腐或豆干50克），绿色蔬菜150～200克；油10克
加餐	圣女果100克+低脂奶100毫升

儿童零食难避免，科学选择控体重

儿童在选择零食时，应首选干净卫生、微量营养素密度较高的食物，如奶制品、新鲜蔬菜和水果、原味坚果；结合营养标签，少吃高油、高盐、高糖的过度加工食品；不喝含糖饮料（包括含甜味剂的零热卡型），足量饮用清洁卫生的白水，少量多次；零食提供的能量不超过每日总能量的10%。《中国儿童青少年零食指南（2018）》旨在指导公众正确认识零食的特点，了解零食所含的各种成分，纠正公众对零食的认识误区，促进公众科学合理地消费零食。

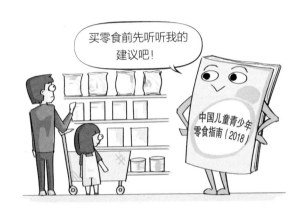

1. 2～5岁学龄前儿童。2～5岁是儿童生长发育的关键阶段。在这一阶段，三顿丰富的正餐与两次适量的加餐可以使学龄前儿童获得全面的营养保障。如果需要添加零食，应该少量，并且要选择健康零食。我们有以下核心营养建议。

（1）吃好正餐，适量加餐，少量零食。

（2）零食优选水果、奶类和坚果。

（3）少吃高盐、高糖、高脂肪零食。

（4）不喝或少喝含糖饮料。

（5）零食应新鲜、多样、易消化、营养卫生。

（6）安静进食零食，谨防呛堵。

（7）保持口腔清洁，睡前不吃零食。

2. 6～12岁学龄儿童。6～12岁儿童饮食模式逐渐从学龄前的三顿正餐、两次加餐向相对固定的一日三餐过渡。虽然正餐食物摄入量有所增加，但由于饮食间隔时间较长，容易产生饥饿感，并且由于之前饮食习惯的延续，容易产生零食消费需求。因此，针对6～12岁学龄儿童的营养建议如下。

（1）正餐为主，早餐合理，零食少量。

（2）课间适量加餐，优选水果、奶类和坚果。

（3）少吃高盐、高糖、高脂肪零食。

（4）不喝或少喝含糖饮料，不喝含酒精、咖啡因饮料。

（5）零食新鲜、营养卫生。

（6）保持口腔清洁，睡前不吃零食。

3. 13～18岁青少年。13～18岁青少年正经历着生长发育的第二个高峰期——青春期发育阶段。这一时期的青少年对能量和营养素的需求量大，选择食物的自主性和独立性更强，容易产生冲动性食物消费，甚至对某些零食产生依赖。因此，针对13～18岁青少年的营养建议如下。

（1）吃好三餐，避免零食替代。

（2）学习营养知识，合理选择零食，优选水果、奶类和坚果。

（3）少吃高盐、高糖、高脂肪及烟熏油炸零食。

（4）不喝或少喝含糖饮料，不饮酒。

（5）零食新鲜、营养并卫生。

（6）保持口腔清洁，睡前不吃零食。

 ## 关于减重的常见误区

误区1：能吃是福，胖表示身体好

家长认为小时候胖没关系，大了就"抽条"了，会变瘦。肥胖，同样遵循"3岁看大"的规律。有研究显示，3岁时肥胖的儿童，到青春期时有近80%的人会超重或肥胖。这是因为孩童时代的超重、肥胖不只造成脂肪细胞体积膨胀，脂肪细胞数量也会增加。肥胖儿童成年后即便努力使脂肪细胞瘦身，但脂肪数量无法减少，所以他们减重是相当困难的，并且非常容易反弹。因此，孩子白白胖胖并不是最健康的状态，身材管理必须从娃娃抓起！

误区2：孩子太胖了，就不能吃荤菜（油、肉）了

儿童肥胖不是成人肥胖的缩小版，限制荤菜摄入会影响他们的生长发育，合理搭配更重要。肉类其实每餐都可以吃，鱼和虾以清蒸或煮的方式食用；鸡、鸭、鹅去皮吃；猪、牛、羊选精瘦肉吃；少吃或不吃加工肉制品，如肉丸、鱼丸、培根等。很多水果所含的能量并不低，1个中等大小、200克左右的水果相当于25克米饭的能量，所以多吃水果不会帮助减重。现在的水果培育趋势是甜、大，糖分聚集度越来越高，因此需要控制水果的摄入量。

误区3：减重时，青菜不受限制，想吃多少都可以

蔬菜不是吃得越多越好，摄入过多的蔬菜会引起腹胀，并导致烹调油摄入增加。要想多吃菜又不长胖，一般建议吃水煮菜或少油焖炒。如果吃根茎类菜，如山药、土豆、芋头、莲藕等（含淀粉较多），建议减少米、面等主食的量。

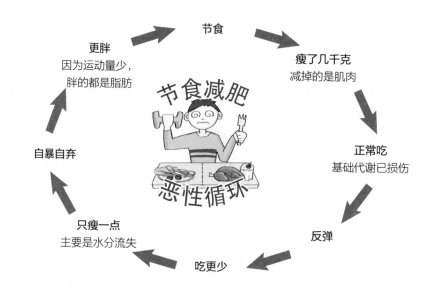

误区4：减重就要严格控制饮食量，节食减重

控制饮食不是饥饿疗法。饥饿疗法将导致营养素供给不足。儿童正处于生长发育阶段，如果得不到足够的营养，会对他们的心血管、内脏、骨骼、肌肉等的正常发育造成很大的影响。控制饮食的正确方法是摄入量与孩子需要的能量相匹配，这需要寻求专业营养师的帮助。家长

应在保证孩子基本营养需求的基础上，控制糕点、糖果、肥肉、油炸食品、坚果、含糖饮料（碳酸饮料）等各种高能量食品的摄入，不暴饮暴食。在管住嘴的同时，孩子还要迈开腿，每天户外运动至少1小时。

误区5：每个月的体重减得越多越好

一口吃不成胖子，几天也减不成瘦子，减重要遵循循序渐进的原则。儿童肥胖的治疗原则是减少高能量食物摄入，同时增加身体对能量的消耗，使体内脂肪不断减少，体重逐步下降。防止继续增重比减重更为重要，体重减轻或不变、身高正常增长是减重成功的标志。儿童减重，用体重的绝对下降来衡量减重效果是不恰当的。因为孩子的身高在不断增长，学龄儿童一般每年能增高5～6厘米，如果能保持体重不增加或缓慢增加，半年到一年后他们的肥胖程度便可以得到改善。当然，如果肥胖程度较严重，就需要在专业人员的指导下，循序渐进地降低体重，避免短期过快减重带来的健康问题。

误区6：减重效果不好，吃药就行了

药物减重不适合儿童，除了极端病例。在18岁以下的肥胖儿童中，应用减重药物没有成熟的经验。即便是有明确的2型糖尿病家族史或有心血管疾病发生风险的肥胖儿童，相关药物也应该在儿科医生指导下谨慎给予。

第 4 章

食物过敏儿童的特制「铠甲」

——儿童食物过敏的营养治疗

- 关于食物过敏
- 食物过敏的表现
- 易引起过敏的常见食物及应对措施
- 不同喂养方式的「敏宝」该如何喂养
- 食物过敏多久能恢复
- 别信他们的话：关于食物过敏的常见错误认知

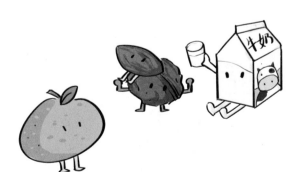

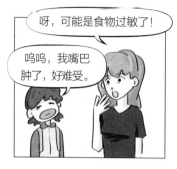

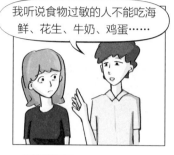

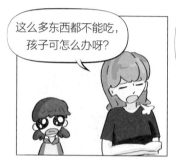

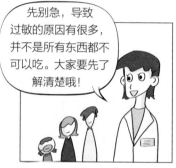

儿童食物过敏是父母在喂养孩子时常遇到的问题，先来看以下几个例子。

例1：2个月的莎莎，母乳喂养，生长指标都好，但每天大便8～10次，偏稀，间断有少许红血丝，医生考虑过敏可能性大。莎莎妈妈很苦恼，是不是自己不能喂母乳了？

例2：1岁的乐乐既往是母乳喂养的，目前辅食也吃得不错，妈妈准备给他断奶，但是吃了奶粉，乐乐嘴巴周围发红了，伴嘴唇肿胀和呼吸急促。这可怎么办？

例3：5个月的球球，母乳喂养，因为妈妈要上班了，准备加奶粉。可是球球刚吃了一顿奶粉，半小时后就出现频繁呕吐，伴有精神状态差，第二天才好转。妈妈以为他肚子着凉了，没在意，1周后再次加了一顿奶粉，孩子又出现了类似情况。这次妈妈着急了，球球怎么吃母乳不吐，一吃奶粉就吐呀？

例4：7个月的豆豆以前是母乳喂养的，自从1个月前改喝牛奶，就开始拉肚子。亲戚朋友纷纷出主意，于是豆豆先后改喝羊奶、驴奶，仍然不见好转。豆豆妈妈也带豆豆去医院查了过敏原，但常见食物均提示阴性。医生说有牛奶蛋白过敏的可能性。既然牛奶过敏，那为什么过敏原检测是阴性？为什么换羊奶也拉肚子？究竟该怎么办呢？

例5：8个月的晨晨平时长得好，配方奶和辅食吃得也好。妈妈喂了她一点鸡蛋羹，很快晨晨的脸上、身上就起了很多红疙瘩，于是妈妈再也不敢让晨晨吃鸡蛋了。过了2个月，奶奶给晨晨喂了碎蛋糕，但是晨晨身上没有长红疙瘩。妈妈想问，难道晨晨对鸡蛋不过敏了？

例6：4个月的珍珍从1个月时就开始反复起湿疹，严重影响了珍珍和妈妈的睡眠。有医生建议换成氨基酸奶粉喂养，结果湿疹还是很严重，那湿疹到底跟过敏有没有关系呢？

例7：7个月的妮妮食欲很好，喜欢抓大人吃的东西。她看着爷爷洗好的草莓很想吃，爷爷想着妮妮以前也吃过2次（但是量小），就让妮妮这次多吃了一些。结果妮妮嘴唇周围起了一圈小红疹，爷爷既疑惑又急躁，难道孩子对草莓过敏了？

此外，家长常有以下疑问：①如果孩子的皮肤点刺试验显示对牛奶过敏，是否意味着今后应避免给孩子喝牛奶？②如果孩子血液检测中IgE水平升高，提示对鸡蛋过敏，是否意味着再也不能给孩子吃鸡蛋了？③如果孩子在饮用牛奶后血液检查显示嗜酸性粒细胞增多，是否能确诊为牛奶过敏？以后是否应避免给她喝牛奶？

下面我们将详细介绍食物过敏的相关知识及营养管理，为大家答疑解惑，使大家在喂养过敏儿童（"敏宝"）的时候能够更加科学，助力孩子健康成长。

 关于食物过敏

食物过敏是身体对某种特定食物成分（主要是蛋白质）出现的异常免疫反应，属于食物不良反应的一种。它与人们的日常生活息息相关，也是困扰很多儿童和家长的常见问题。食物过敏大多出现在儿童出生后第1年或第2年。1岁儿童食物过敏的患病率最高可达6% ~ 8%，此后患病率逐步下降，在较大的儿童中稳定在3% ~ 4%。

什么是食物过敏

食物过敏的原理可以这样理解：人体的免疫系统（一个专门保护自己免受外来物质或病原体入侵的系统）将某种食物成分当作有害物质加以攻击，产生对人体有害的异常免疫反应，此时身体就会出现各种过敏症状。这种反应在接触某种特定的食物时可重复发生，部分过敏儿童即使接触很少量的食物，也可能产生严重的反应。

IgE与Ⅰ型变态反应有关。过敏人群血清中的IgE明显高于正常人，故IgE在血清中含量过高，常提示遗传过敏体质或存在Ⅰ型变态反应。根据发生的机制不同，过敏可分为IgE介导、非IgE介导和IgE-非IgE混合介导三种类型。不同类型的食物过敏，表现出来的症状是不同的。IgE介导的食物过敏往往是急性发病，接触过敏原后几分钟至两小时内出现症状，如接触某种食物后出现的急性荨麻疹。非 IgE 介导的食物过敏一般出现症状较晚，多为胃肠道症状。IgE-非 IgE 混合介导的食物过敏多数发病较为缓慢，但也有少数可急性发病，以皮肤或消化道症状为主要表现。

为什么会发生食物过敏呢

食物过敏的原因目前还未被研究清楚。近年来，食物过敏的患病率呈升高趋势，尤其是花生过敏。虽然有许多理论试图解释食物过敏的患病率明显升高，但仍缺乏明确答案。目前存在一些推测，如卫生假说、抗氧化剂假说、维生素 D 假说、食物加工方式假说、双重变应原暴露假说等，但关于这些假说在食物过敏患病率升高中的作用，相关数据仍有限。

1. 卫生假说。早年暴露于感染性病原体及消化道的正常微生物群，可以促使免疫系统得到"锻炼"，从而降低过敏风险。但是，现在卫生条件越来越好，微生物暴露越来越少，因此过敏性疾病就会增加。

2. 抗氧化剂假说。推测新鲜果蔬中的抗氧化剂（如维生素 C 和 β-胡萝卜素）具有保护性抗炎作用。因此，摄入新鲜食物少而加工食物多的膳食模式可能会增加过敏风险。

3. 维生素 D 假说。维生素 D 具有免疫调节作用，而维生素 D 过量或缺乏均可能导致过敏性疾病的发生。

4. 食物加工方式假说。食物的加工方式也可能影响变应原，因此食物过敏患病率因各地的饮食文化而异。

5. 双重变应原暴露假说。据推测，如果经皮肤初始暴露于较小剂量，而不是经消化道暴露于大剂量，则幼儿发生食物过敏的可能性更高。

此外，食物过敏与遗传易感性有关，并且通常在家族中有聚集现象。如果儿童有同胞存在食物过敏，则其发生食物过敏的可能性是普通人的2.5倍以上。如果父母一方对食物过敏，那么子代对食物过敏的概率相对较低，大致在30% ～ 50%。但如果父母双方都对食物过敏，子代过敏的概率就将显著升高，可能高达60% ～ 80%。

 ## 食物过敏的表现

食物过敏有哪些表现

食物过敏的症状多样，常见于消化系统、呼吸系统和皮肤，而在严重情况下，还可能影响心血管系统等其他系统。

1. 消化系统症状。口腔肿胀、恶心、呕吐、反流、腹痛、腹胀、腹泻、便秘、便血、喂养困难、拒食、哭闹、生长发育障碍等。

2. 呼吸系统症状。流涕、打喷嚏、鼻塞、鼻痒、喉梗阻、咳嗽、胸闷、喘息等。

3. 皮肤症状。瘙痒、荨麻疹、血管神经性水肿、湿疹、皮肤红斑、干燥等。

4. 心血管系统症状。低血压、晕厥、心动过速等，严重者可出现过敏性休克，危及生命。

同一种食物在不同个体身上产生的过敏表现可能不同，同一个体对不同的食物过敏表现也可以不相同。根据过敏发生时间的长短，食物过敏可分为急性食物过敏和慢性食物过敏。

急性食物过敏表现为进食某种食物后几分钟内迅速出现症状，如唇、舌头及口腔明显瘙痒伴肿胀，甚至出现恶心、呕吐、腹痛、腹泻等胃肠道症状，也可伴有荨麻疹、皮肤瘙痒、咳嗽、呼吸困难，严重者可出现过敏性休克，危及生命。急性食物过敏如果以胃肠道症状为主，容易与食物中毒、急性肠道感染等混淆。家长不能确定原因时，建议及时就医。

慢性食物过敏较急性食物过敏更常见，但是由于发病缓慢，容易误诊和漏诊，从而延误病情。家长也需要掌握一些慢性食物过敏的知识，以便孩子得到及时、规范的治疗。慢性食物过敏可表现为长期慢性腹泻、顽固性便秘、血便（包括肉眼可见的黑便、鲜血便或大便隐血试验阳性）、长期胃食管反流、不明原因的反复腹痛、拒食或厌食、肛周红肿等症状。胃肠道症状持续时间较长，影响营养物质吸收，最终可导致孩子贫血、免疫力低下及营养不良。如果孩子有上述表现，又找不到其他明确病因，就需要考虑是否存在慢性食物过敏。

在日常生活中，有部分孩子属于特殊食物过敏或严重食物过敏。此时，家长需要特别谨慎小心。

1. 口腔过敏综合征。进食过敏食物几分钟至2小时内，口腔、咽喉部出现不适，包括舌头麻木、活动障碍、疼痛、肿胀或瘙痒，以及口唇肿胀等。

2. 严重过敏反应。接触过敏食物后迅速出现皮肤症状，伴呼吸困难、胸闷喘息，以及低血压、晕厥、休克等。消化道症状相对少见，可能有呕吐、腹痛、腹泻。此类情况进展快，容易危及生命，需及时就诊。

3. 食物蛋白诱导的过敏性直肠结肠炎。出生后2～8周大便含黏液或血、胀气、腹痛、排便次数增加，严重者也可出现呕吐、低蛋白血症和水肿等。但孩子的生长发育一般不受影响，且1岁以后多数症状消失。此病常见的过敏原是牛奶、大豆、鱼肉、鸡肉和米等含的蛋白质。

4. 食物蛋白诱导的小肠结肠炎。可出现呕吐、腹泻、腹痛、生长发育迟缓等，常见过敏原为牛奶蛋白，还有鸡蛋、南瓜、豆类、燕麦、米、大麦、土豆、鱼肉、鸡肉等食物含有的蛋白质。

由于呕吐、腹泻、便秘、腹痛、便血、拒食或厌食等消化道症状在儿童中比较常见，所以家长容易忽略食物过敏问题，误以为是其他因素导致的。比如，认为配方奶选择不当，便不停地更换配方奶品牌，换羊奶、驴奶、马奶；误认为孩子胃肠功能差、"胃口不好"或微量元素缺乏，随意服用各种益生菌、开胃药、营养补剂，甚至强迫进食等。这些做法不仅延误病情，而且可导致严重的营养问题。如果发现孩子长期有湿疹，伴有生长发育迟缓，同时存在消化道症状，便需要警惕食物过敏，及早请教专业的儿科医生和营养师。

食物过敏的常见症状

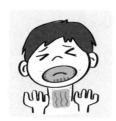
嘴部肿胀、发红，喉部瘙痒

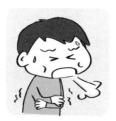
咳嗽、喘鸣、哮喘

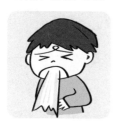
呕吐、腹泻

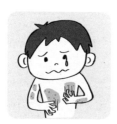
瘙痒、荨麻疹

怎样判断是不是食物过敏

家长首先想到的是抽血或做皮肤点刺试验检查过敏原，但是这样就能确诊食物过敏了吗？抽血、皮肤点刺试验针对的都是IgE介导的过敏，而从消化道起病的食物过敏多是非IgE介导的。因此，不是所有的过敏都能经过敏原检测确定。

抽血查过敏原指的是血清食物特异性IgE检测。一般来说，特异性IgE的水平越高，存在食物过敏的可能性就越大。这项检测只是一次初筛，它只提示有食物过敏的可能性，而不是确诊的依据。比如，有的孩子检出IgE水平升高，但吃相应食物后并没有出现过敏症状；也有一部分孩子接触某种食物后有过敏症状，但是IgE检查为阴性。所以在判断是否过敏时，需要结合孩子的临床表现进一步分析确认。

还有一种检测方法是特应性斑贴试验，指将少量致敏原贴敷在局部皮肤上，48小时后除去致敏原贴，并分别在不同的时间段观察接触皮肤的反应，判断皮肤是否对所测试的致敏原接触过敏。它可以用于筛查非IgE介导的迟发型过敏反应，但检查结果同样只能作为参考，不能直接作为诊断依据。此外，该项检测需要在不同的时间段去医院观察皮肤反应，操作烦琐。

因此，在怀疑食物过敏时，过敏原检测只能起到辅助诊断的作用，不能据此判断是否为食物过敏。要结合孩子的症状和病史等多方面进行综合判断。

目前，医学界公认的最可靠的诊断标准叫食物回避-激发试验，比如，孩子进食某种食物后出现前文提到的过敏症状，应立即停止进食这种食物；如果停止以后，这些不良症状消失，就可以怀疑孩子对这种食物过敏（但还不能确诊）；过 段时间后，再次引入这种食物（过敏严重者应在医院进行），同样的过敏症状再次出现，就几乎可以确定孩子对该食物过敏。食物回避-激发试验有一定的风险，需要在医生的建议和指导下完成（有过敏抢救条件）。

常见的食物过敏检测法

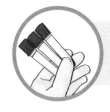

血清食物特异性IgE检测
- ✓ IgE介导的过敏
- ✗ 非IgE介导的过敏

皮肤点刺试验
- ✓ IgE介导的过敏
- ✗ 非IgE介导的过敏

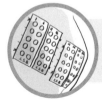

特应性斑贴试验
- ✗ IgE介导的过敏
- ✓ 非IgE介导的过敏

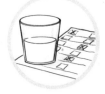

食物回避-激发试验
- ✓ IgE介导的过敏
- ✓ 非IgE介导的过敏

　　孩子吃了食物后有不舒服的表现，是不是食物过敏呢？有时候家长会将食物不耐受、吃了不卫生食物后的反应当作食物过敏，但其中只有大约20%的孩子是真正的食物过敏。如例7中的妮妮，她啃了草莓后嘴唇周围起了一圈小红疹，那孩子是不是对草莓过敏呢？孩子以前也吃过草莓，当时她没有不舒服的表现，为什么这次多吃了一点就过敏了呢？其实，孩子这次可能是接触性荨麻疹，属于食物不耐受，不一定是食物过敏。有些食物（如草莓、蓝莓、巧克力、西红柿、香蕉）含有天然的类组胺物质或含有能够释放组胺的化合物，当摄入这类食物后，部分儿童和成人会有轻微的皮疹、瘙痒或荨麻疹，这种就叫接触性荨麻疹，与食物摄入量和成分有关。

食物不耐受是什么？食物不耐受和食物过敏有什么区别呢？

食物不耐受是指人体难以消化或代谢某种特定的食物，在人群中的患病率为15% ~ 20%，远高于食物过敏。食物不耐受不是免疫性过敏反应，大部分症状轻微；临床表现可涉及多个系统，但通常只累及消化系统，常见症状包括肠道产气过多、腹胀、腹痛及腹泻；症状的严重程度往往与食物的摄入量直接相关，且每次摄入该食物都会引起相似的症状，如乳糖不耐受。发生食物不耐受时，少量进食不会出现症状，不需严格回避这种食物。食物过敏是异常的免疫反应，可出现皮肤、消化道、呼吸道、心血管等多系统受累表现，即使是微量摄入也可引起严重的过敏反应，甚至危及生命。若确认食物过敏，需要严格回避致敏食物。

下面我们举几个例子，以增加大家判断食物过敏的经验：①8月龄儿童进食变质牛奶后出现腹泻、呕吐→食物中毒。②6月龄儿童一直用普通配方奶喂养，近期出现发热、腹泻、呕吐，医生建议换用无乳糖配方奶，腹泻有好转→肠道感染、乳糖不耐受。③某幼儿园5名儿童进食同样的午餐后出现腹泻、呕吐→食物中毒。④6月龄儿童之前一直为母乳喂养，有湿疹病史，5月龄时添加配方奶后出现反复腹泻，换用多个品牌的普通配方奶无好转，停普通配方奶换用深度水解配方奶后好转，喂普通配方奶后腹泻再现→牛奶蛋白过敏。

易引起过敏的常见食物及应对措施

婴幼儿时期，多数食物过敏与牛奶、鸡蛋、坚果、鱼虾蟹、大豆、小麦等食物有关。

牛奶蛋白过敏

婴幼儿时期，牛奶蛋白过敏最常见，最有效的预防措施是回避奶制品，同时用深度水解配方奶或氨基酸配方奶替代。

家长要正确认识奶制品。根据国家有关标准，奶制品分以下6类：液态奶、奶粉、酸奶、奶酪、奶油、其他（炼乳、奶片、奶皮等）。此外，奶饮料也含有少量的牛奶蛋白。某些面包、蛋糕、零食、甜点，甚至某些药物的辅料中，也会有牛奶蛋白成分。家长需要学会阅读食品或药品的标签，识别牛奶蛋白成分，回避这些过敏原。

然而，奶制品是蛋白质和钙的重要来源，回避后一定要选择其他食物替代。对于1岁以内的婴儿来说，配方奶是非常重要的食物，它提供了蛋白质、脂肪、碳水化合物、维生素、矿物质等丰富的营养素，可以保证孩子的正常生长发育。因此，牛奶蛋白过敏的儿童，单纯避免奶制品可能会导致营养不足。最佳做法是选择营养均衡的替代品，如特殊配方奶粉（标准称呼为特殊医学用途配方食品），一般根据牛奶蛋白水解程度不同，分为以下三种。

1. 部分水解配方奶。将完整的大分子蛋白切碎成多肽。部分水解配方奶仍然有致敏性，所以已经诊断出有牛奶蛋白过敏的儿童不宜食用。目前其针对牛奶蛋白过敏的预防作用也有争议。

不同水解程度的牛奶蛋白结构及致敏性

 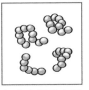

普通牛奶　　部分水解配方奶　深度水解配方奶　氨基酸配方奶

致敏性 ▰▰▰▰▰▰▰▰▰▰

2. 深度水解配方奶。将致敏性高的大分子牛奶蛋白进行加工，使其形成短肽和少量游离氨基酸，从而显著降低致敏性。适用于大部分（约90%）的牛奶蛋白过敏儿童，但仍有10%左右的儿童过敏，这时候需要选择氨基酸配方奶。

3. 氨基酸配方奶。完全由游离氨基酸按一定配比制成，几乎没有致敏性。牛奶蛋白过敏及其他多种食物过敏、食物蛋白肠病等伴生长发育障碍、不能耐受深度水解蛋白的儿童，均可以选用氨基酸配方奶，可有效控制过敏。

假如普通牛奶代表的是一块牛肉，那么部分水解配方奶就是牛肉片，深度水解配方奶就是牛肉丝和牛肉末混合，氨基酸配方奶就是牛肉末。它们的本质都是牛肉，营养价值并无差异。

牛奶蛋白水解程度越高，致敏性越低，但是苦味越明显，儿童接受度可能很低；而且水解程度越高，价格越贵。目前大约90%的过敏儿童通过食用深度水解配方奶就能缓解牛奶过敏症状，所以轻到中度牛奶蛋白过敏儿童首选深度水解配方奶。大约10%的牛奶蛋白过敏儿童可能需要食用氨基酸配方奶才能缓解过敏症状，包括重度牛奶过敏、2种或2种以上食物过敏、生长迟缓、深度水解喂养4周后过敏症状仍不能缓解等的儿童。如果儿童没有乳糖不耐受症状，可以选择含有乳糖的深度水解配方奶。

当然，1岁以上儿童主要通过其他各类食物补充营养，如果他们仍然对牛奶蛋白过敏，同时因为味道或其他原因不愿意喝特殊奶，也可以用其他高蛋白和（或）高钙食物组合替代（如大豆、瘦肉、鸡蛋等搭配组合），同样可以保证营养。不必强迫喝特殊奶。如果孩子有多种食物过敏，最好到营养门诊咨询。

其他食物过敏

除了牛奶蛋白过敏，儿童时期其他容易过敏的食物主要包括鸡蛋、大豆、鱼虾蟹、坚果及小麦等。

1. 鸡蛋过敏。鸡蛋的营养价值较高，家长可能担心孩子因未食用鸡蛋而导致营养不良。鸡蛋并不是孩子生长发育的必需食物。对于鸡蛋过敏的孩子来说，食用鸡蛋弊大于利，鸡蛋的营养成分完全可以通过其他食物来补充。

有一些鸡蛋过敏的孩子，摄入经充分加热（烘焙）的鸡蛋，如蛋糕、饼干、面包等含蛋食物不一定过敏。这可能和充分加热破坏了鸡蛋中蛋白质的特定结构，导致致敏性改变（减弱或消失）有关。有研究表明，摄入经充分加热（烘焙）的鸡蛋可加速鸡蛋过敏缓解，孩子耐受烘焙食品中的鸡蛋的年龄要比耐受微熟鸡蛋或生鸡蛋的时间早。但家长不要自行尝试烘焙鸡蛋，建议和医生充分讨论后再决定尝试的时间和量。

推荐替代的食物有禽肉和畜肉，如鸡肉、鸭肉、鹅肉、羊肉、牛肉、猪肉等。新鲜的动物性食物是优质蛋白质、脂类和脂溶性维生素的良好米源。但猪肉一般含脂肪较多，应尽量选择精瘦猪肉或瘦牛肉、禽肉。

2. 鱼虾蟹过敏。鱼虾蟹和贝类等水产品含有丰富的优质蛋白质、脂类、维生素和矿物质，但是对鱼虾蟹过敏的儿童，建议严格回避相应食物及其加工制品。可选择其他动物性食物替代（禽肉、畜肉、鸡蛋等），以弥补蛋白质摄入不足。

3. 大豆过敏。大豆是蛋白质和钙的良好来源，营养素密度高。大豆包括黄豆、黑豆、青豆，其常见的制品包括豆腐、豆浆、豆皮、豆筋、豆腐干及千张等。此外，一些市售的加工食品也含有大豆成分，购买时需仔细阅读食品标签。

推荐替代的食物有奶制品，可替代大豆提供丰富的蛋白质和钙。

4. 坚果过敏。坚果包括花生、葵花子、核桃、杏仁、榛子等。某些加工食品，如蛋糕、面包、冰激凌、巧克力等也可能含有坚果成分。坚果可以通过谷薯类、肉类、奶类及豆类、海鲜、植物油等食物来替代。

5. 小麦过敏。我国儿童较少见。小麦过敏主要是小麦中的麸质蛋白过敏，临床表现为乳糜泻。乳糜泻的症状包括肠道症状（腹泻、腹胀、厌食、呕吐等）和肠外症状（缺铁性贫血、肝功能受损、骨质疏松症等）。这类过敏的孩子须无麸质饮食，严格回避含麸质蛋白的谷物（如小麦、黑麦和大麦）及其制品（如面条、面包、馒头、饼干、蛋糕及酱料、酱油等调味品）。

推荐替代的食物有大米、玉米、小米、土豆、红薯等不含麸质的谷薯类食物，此类食物可提供主要能量和多种微量营养素及膳食纤维。

不同喂养方式的"敏宝"该如何喂养

有过敏性疾病家族史（如父母或兄弟姐妹有过敏性鼻炎、哮喘、明确食物或药物过敏、特异性皮炎等）的儿童是食物过敏的高危人群。早期发现并回避过敏原，可减少食物过敏发生。严格避免已知过敏食物的摄入是管理食物过敏的主要方法。婴幼儿时期，90%的食物过敏与牛奶、鸡蛋、大豆、小麦、鱼虾蟹及坚果等食物有关。很少引起过敏的食物有大米、蔬菜、猪肉等。

母乳喂养儿童

母乳喂养期间，如果孩子有过敏症状，如腹泻、血便等，家长需先排除孩子经口摄入的其他食物或药物，如钙剂、DHA、鱼肝油、牛初乳、奶伴侣、母乳强化剂、益生菌等。任何经口摄入的食物或药物都可能引起过敏。

如果排除了以上情况，则考虑妈妈摄入的食物是否有问题。妈妈摄入的一些食物（最常见的是奶制品，还有鸡蛋、大豆制品、鱼虾蟹等）可能未被妈妈的消化系统充分分解成小分子片段，而是以大分子形式进入了血液，分泌成乳汁喂给了孩子，导致孩子肠道过敏（但是妈妈本身对这种食物不过敏）。

这时候，妈妈需仔细排查，如果怀疑是自己饮食中的某种食物导致的（尤其是摄入的新食物），应该回避可疑食物至少2周（俗称忌口）。部分过敏性结肠炎儿童的妈妈需持续回避4周。

妈妈忌口可疑食物后，孩子症状明显改善，妈妈可逐渐加入该食物。若症状未再出现，就说明孩子不是对该食物过敏，妈妈可恢复该食物的摄入；若症状再现，妈妈在哺乳期均应回避该食物。针对牛奶蛋白过敏儿童，妈妈在回避牛奶期间应注意补充钙剂和维生素D。

如果妈妈忌口了各种可疑食物，孩子仍有某些轻度过敏症状（如轻度腹泻、极少的血丝便、皮疹等），并且孩子的体重等生长指标良好，那说明孩子可能不是食物过敏。这种情况不一定需要放弃母乳，因为随着孩子肠道屏障功能的成熟，不适症状往往可以逐渐缓解，而且它不会对孩子的长远健康造成影响。但如果症状一直不缓解，甚至加重，则需要及时求助医生，排除其他疾病。

只有存在如下情况时，才考虑暂停母乳喂养，换用氨基酸配方奶或深度水解配方奶。

1. 妈妈已经饮食回避，但孩子的过敏症状仍然持续存在且表现严重。

2. 孩子的生长发育落后及其他营养缺乏。

3. 妈妈因为饮食回避影响自身健康和营养不良。

4. 妈妈有较重的心理负担，并且无法应对。

配方奶喂养儿童

若普通配方奶喂养儿童被诊断为牛奶蛋白过敏，那就需要换成深度水解配方奶或氨基酸配方奶，喂养时间持续6个月或至9～12月龄。具体的喂养实施方案须请教专业的儿科医生和营养师。6月龄以下的儿童不能用大豆配方粉替代喂养（蛋氨酸等含量不足）。1岁以上的婴幼儿由于食物来源丰富，通过食物替代也可满足生长发育需要，可以考虑在专业营养师的指导下进行无奶饮食。

有的家长会听亲戚朋友的建议，在明确牛奶蛋白过敏时，换用其他品牌的牛奶配方奶或其他动物奶（如羊奶、驴奶、马奶等）。然而，更换配方奶品牌，或者选择进口奶粉或有机奶粉，都不能解决根本问题，因为这些奶粉仍然含有牛奶蛋白；也不建议选择其他动物奶替代，因为这些动物奶与牛奶之间存在高度交叉，孩子仍可能出现过敏症状，反复经受折磨。因此，最有效的措施还是选择深度水解配方奶或氨基酸配方奶。

由于深度水解配方奶和氨基酸配方奶的口感比普通配方奶的口感差，大多数孩子接受起来比较困难，因此在从普通配方奶转为低敏配方奶时，可从少到多逐渐过渡。

我们经常听到家长说："我的孩子换成深度水解配方奶后，大便一直是墨绿色的，怎么办？对孩子有没有影响？"氨基酸配方奶、深度水解配方奶中的蛋白质属于要素膳或半要素膳，相当于在体外"消化"过，所以在孩子肠道的停留时间比普通配方奶短，胆绿素还来不及生成胆红素，就从大便中排出了，从而导致大便呈现绿色。这是一种正常现象，家长不必过分担忧。

添加辅食儿童

"我家孩子属于过敏体质，现在6个月了。其他孩子都在添加辅食，可我害怕添加辅食会加重过敏，该怎么办？"虽然我国指南建议普通儿童从6个月开始添加辅食，但很多国际指南提出，过敏儿童添加辅食的最优时间是出生后4～6个月，早于4个月或晚于6个月添加固体食物，不但不能预防食物过敏，反而有增加食物过敏的风险。过晚添加辅食也容易引起营养不良、生长迟缓或微量元素缺乏。因此，家长不必因为担心食物过敏而延迟辅食添加。总体来说，4～6月龄添加辅食更有助于儿童培训肠道耐受能力，从而降低发生食物过敏的风险。

在添加辅食阶段，家长需要明确孩子对什么过敏，切不可因盲目追求营养均衡而将多种食物混杂在一起添加。因为在多种食物混杂的情况下，一旦出现异常，我们无法判断是哪种食物引起的。正确的做法是从单一食物开始添加，在添加新食物的过程中（3～5天），密切观察孩子是否出现了异常反应。如果有，立刻停掉这种食物，至少3个月后再尝试添加；如果没有，则可以继续添加。

饼干、面包属于单一食品吗？不属于，因为饼干、面包里含有面粉、鸡蛋、牛奶、香精等多种成分。同样，一些市售的米粉多数为奶米粉，面条也并非单纯的面粉，而是含有鸡蛋成分，所以在选择成品时家长需要仔细查看配料表。

过敏体质儿童在添加辅食时可先加过敏风险比较低的食物，如强化铁米粉、红肉、蔬菜等；再逐步添加过敏风险较高的食物，如鸡蛋、大豆、坚果、海鲜等。常见的低过敏风险和高过敏风险食物如下表所示。

常见的低过敏风险和高过敏风险食物

低过敏风险食物	高过敏风险食物
蔬菜（非豆科类）：胡萝卜、西红柿、南瓜、红薯、土豆、豆角，以及生菜、甜菜、芦笋、芹菜等叶菜类	小麦、大豆
水果（非柑橘类、非热带水果）：苹果、梨、桃、葡萄、杏	坚果：花生、核桃、开心果、腰果、杏仁 热带水果：杧果、凤梨
肉类：猪肉、羊肉及禽肉	海鲜（鱼虾蟹贝类）、牛肉、鸡蛋、牛奶

"我家孩子对鸡蛋和鱼虾过敏，我担心他如果不吃这些食物会营养不良，能不能不回避食物，通过药物治疗过敏？"有食物过敏的孩子，食物回避是最重要的解决方法，但有一些特殊情况可以同时使用药物治疗，如发生了严重过敏（如过敏性休克）或皮肤过敏。一般情况下，不建议为了吃致敏食物而专门用药。

 ## 食物过敏多久能恢复

食物过敏引起的不适通常累及消化道、皮肤及呼吸道等多个系统，症状持续、反复发作，儿童和家长可能存在心理包袱。

食物过敏的恢复时间

食物过敏有其自然进程，随着年龄的增长和免疫机制发育的完善，大多数食物过敏会逐渐消失，只是不同食物和不同儿童的缓解过程存在很大差异。牛奶、鸡蛋过敏通常会在儿童期或青春期消失，而花生、木本坚果过敏更有可能持续至成人期。简而言之，大多数食物过敏儿童最终会耐受牛奶、鸡蛋、大豆和小麦，但最终耐受花生、木本坚果的人较少。

1. 牛奶过敏。婴幼儿最常见的食物过敏，0.5%～2.5%的2岁以内婴幼儿会发生牛奶过敏，一般会在儿童期和青春期逐渐缓解。丹麦有研究显示，有超过2/3IgE介导的牛奶蛋白过敏儿童在3岁时已经出现牛奶耐受。

2. 鸡蛋过敏。幼儿鸡蛋过敏率为1%～9%。鸡蛋过敏通常在儿童期或青春期消失，并且摄入经充分加热（烘焙）的鸡蛋可加速对鸡蛋过敏的缓解。1/2的鸡蛋过敏儿童在2岁时缓解，2/3的鸡蛋过敏儿童在4岁时缓解。

3. 花生和木本坚果过敏。儿童花生和木本坚果过敏的患病率为0.5%～3%。1/4的花生过敏者和约9%的木本坚果过敏者会逐渐产生耐受。

吃益生菌对过敏有用吗

益生菌类似于健康儿童肠道内的健康微生物菌群。益生元是益生菌的食物，可以促进益生菌繁殖。一般情况下，益生菌和益生元对人体是有益的。但不同的益生菌和益生元作用不同，与菌株和剂量都有关系。到目前为止，还没有充分的证据证明益生菌或益生元对治疗过敏有效。

怎样判断以前过敏的食物现在是否过敏

无论血清食物特异性IgE检测、皮肤点刺试验，还是特应性斑贴试验，都不能直接判断食物是否过敏，并且有些儿童在对某种食物出现耐受之后，试验结果也可能持续呈阳性。只有进行食物激发试验，才可以明确食物过敏是否已经缓解。

食物激发试验就是在密切监测下逐渐摄入测试食物，以观察是否有过敏反应。但这需要在医生的严密监测下进行，并配备完善的过敏抢救药物及设备，以防发生严重过敏反应。一般来讲，家长不可轻易在家自行尝试食物激发试验，除非经专业医生充分评估判断，并且以前进食相应食物后的过敏症状轻微。既往过敏症状严重的孩子，需要在有抢救条件的医院内做食物激发试验。

"我的孩子对牛奶蛋白过敏，已经换用深度水解配方奶8个月了，请问什么时候可以转奶？怎样转奶呢？"牛奶蛋白过敏儿童应回避含牛奶蛋白成分的食物及配方，并予深度水解配方奶或氨基酸配方奶，喂养6个月或至9～12月龄。在实际生活中，可根据孩子的过敏症状、生长发育情况、回避的食物数量及目前的饮食习惯等，考虑是否转奶。如果想明确牛奶蛋白过敏儿童后期是否获得耐受，可以使用牛奶阶梯试验（梯度再引入普通配方奶）观察。但该方法一般仅适用于轻中度非IgE介导的牛奶蛋白过敏，并且必须在专业医生的指导下进行。在逐渐添加牛奶的过程中，家长一定要注意观察孩子是否出现过敏症状，如有症状反复，则停止转奶。如果在转奶过程中，过敏症状未出现，可逐渐增加普通配方奶，同时减少低敏配方奶，直至完全转为普通配方奶喂养。可参考下表示例。

儿童普通配方奶再引入举例（仅适用于轻中度非IgE介导的牛奶蛋白过敏）

天　数	奶量（毫升）	氨基酸配方奶或 深度水解配方奶（毫升）	普通配方奶（毫升）
第1天	180	150	30
第2天	180	120	60
第3天	180	90	90
第4天	180	60	120
第5天	180	30	150
第6天	180	0	180

　　1岁以上儿童的牛奶蛋白再引入可使用以下方法：从引入致敏性低的烘烤后的牛奶蛋白（如饼干）开始，采用梯度法逐步引入牛奶蛋白，如下图。如果在此期间出现过敏，则返回上一步。

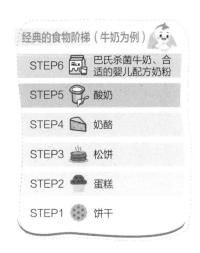

经典的食物阶梯（牛奶为例）

STEP6 巴氏杀菌牛奶、合适的婴儿配方奶粉

STEP5 酸奶

STEP4 奶酪

STEP3 松饼

STEP2 蛋糕

STEP1 饼干

梯度法注意事项与风险

● 在梯度引入过程中应注意过敏症状，如口周发红、荨麻疹等

● 梯度法的核心是通过高温使过敏原变性，防止其被IgE识别

● 能耐受烘焙形式食物的儿童仍可能对煮熟的或新鲜的该食物过敏

● 加热处理的食物，其致敏原剂量可能受多种因素影响

鸡蛋的食物激发试验：用含有鸡蛋的烘焙食品碎屑（如蛋糕或饼干）接触孩子的嘴唇，观察15分钟再进行下一步；没有异常表现，就吃一点碎屑，观察15分钟再进行下一步；逐渐增加进食量，每次观察15分钟。如果过敏症状出现，则终止试验，6个月后再尝试；如果没有过敏症状出现，便可逐渐在孩子的日常饮食中加入这类食物。如果孩子能够耐受烘焙鸡蛋，几周后可以尝试使用煮熟的鸡蛋来做食物激发试验，重复以上步骤。

别信他们的话：关于食物过敏的常见错误认知

误区1：深度水解配方奶或氨基酸配方奶营养不够

有家长认为，深度水解配方奶或氨基酸配方奶等特殊奶的营养不够，不愿意让孩子长期食用。特殊医学用途配方食品是我国正式批准的医用食品，其所含氨基酸和深度水解蛋白是蛋白质的水解产物，脂肪、碳水化合物、矿物质和各种维生素含量与普通配方奶无差别。所以，特殊医学用途配方食品可以作为6个月以下过敏婴儿的单一营养来源，充分满足他们的生长发育需求。

误区2：用羊奶、马奶等动物奶替代牛奶，可以避免牛奶蛋白过敏

牛奶蛋白过敏时，不建议选择其他动物奶（如羊奶、驴奶、马奶等）替代。因为这些动物奶中的蛋白质与牛奶蛋白有很强的相似性，存在牛奶蛋白过敏的话，极有可能对这些动物奶也过敏。

误区3：可以用豆奶替代牛奶

大约15%IgE介导的牛奶蛋白过敏儿童会并发大豆过敏。由于存在大豆过敏的风险及考虑到大豆配方奶所含的营养成分不全面（缺乏蛋氨酸），因此不建议6月龄以内的牛奶蛋白过敏婴儿食用大豆配方奶。

误区4：牛奶蛋白过敏儿童一定要选无乳糖的深度水解配方奶或氨基酸配方奶

氨基酸配方奶和深度水解配方奶的种类很多，主要包括含乳糖的和不含乳糖的两类。存在乳糖不耐受的牛奶蛋白过敏儿童，建议选用不含乳糖的深度水解配方奶或氨基酸配方奶；没有乳糖不耐受的牛奶蛋白过敏儿童，一般建议选择含有乳糖的深度水解配方奶或氨基酸配方奶，因为它们对儿童的发育更有利。

误区5：过敏原检测全部为阴性就能排除食物过敏

血清食物特异性IgE检测和皮肤点刺试验主要针对IgE介导的过敏，不能检出非IgE介导的过敏。另外，检测结果受很多因素影响，如某些药物、疾病等，存在一定的假阳性（或假阴性），因此并非100%准确。是否为食物过敏，仍然需要结合临床症状，并根据食物回避-激发试验结

果来判断。

误区6：食物过敏可以不用管，年龄大一点就好了

特应性皮炎和胃肠道症状是婴儿早期的过敏表现。如果儿童胃肠道症状长期存在，会影响营养物质的摄取和吸收，进而导致营养不良，生长发育落后于健康的同龄儿童。早期有特应性皮炎和胃肠道症状过敏表现的儿童，后期也可能出现哮喘和过敏性鼻炎等过敏性疾病。

误区7：牛奶蛋白过敏儿童绝对不能母乳喂养

轻度牛奶蛋白过敏儿童可以继续母乳喂养，但妈妈应回避奶制品。如果妈妈回避奶制品后，儿童的过敏症状仍然存在，并且很严重，则停止母乳喂养，换用氨基酸配方奶喂养。

误区8：牛奶蛋白过敏儿童不能吃高蛋白食物，尤其是老人说的"发物"

"发物"是什么？随着医学的发展，人们越来越倾向于将"发物"理解为过敏原，尤其是最容易引起过敏的高蛋白食物，如海鲜、牛羊肉、大豆及其制品等。无论牛奶蛋白过敏，还是其他食物过敏，过敏儿童只需要回避过敏食物即可，切勿全盘接受忌口传言，过度回避其他食物，否则会引起营养不良，反而不利于健康成长。

误区9：湿疹和食物过敏有关

湿疹的核心原因是皮肤屏障受损，需要进行保湿治疗及皮肤护理。湿疹不一定都和食物过敏有关，不可以一有湿疹就大范围忌口。但是，当孩子吃了某种食物后出现明显的湿疹加重，停吃这种食物后湿疹又逐渐缓解，或者即使经过皮肤科医生的妥善处理，湿疹仍然严重不能缓解时，就需要考虑湿疹和食物过敏有关，可以到医院就诊确认。

第 5 章

吃饭难、喝奶难的孩子怎么办

——喂养困难儿童的营养管理

- 你的孩子有喂养困难吗
- 喂养困难儿童还有什么东西可以吃
- 准确判断，对症下『药』，小食谱大能量
- 喂养途径和工具
- 全家总动员，训练儿童的饮食习惯
- 避开那些喂养误区

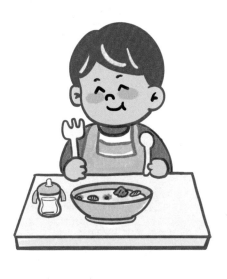

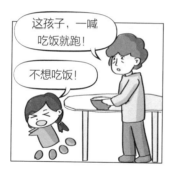

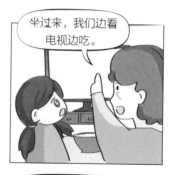

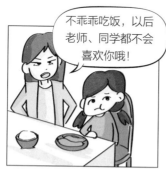

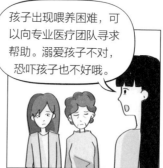

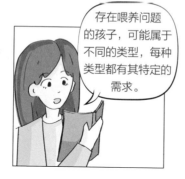

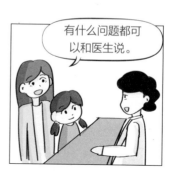

　　中国家庭，有一种很独特的喂养方式：孩子撒欢在前面跑，爷爷奶奶端着饭碗跟在后面喂饭，吃一个小时都算时间短了。有的家长为了哄孩子吃饭，让孩子在吃饭时玩玩具，或者看动画片，或者承诺给各种奖励，把吃饭当成了特别光荣的任务。有的孩子因为正餐吃得不好，家长便在两餐之间喂各种小零食给孩子填肚子。这样的喂养方式合理吗？是孩子的原因，还是家长的养育方式不当？有什么方法可以应对喂养困难吗？本章将全面探讨"喂养困难"的方方面面，为家长提供科学解答。

 ## 你的孩子有喂养困难吗

如何进行科学喂养是家长最关心的问题。大多数儿童在尝试了不同味道、质地的食物后，自然而然地会学会进食。然而，不论是在儿童成长的哪个阶段，生理因素或疾病都有可能干扰他们的进食行为。存在喂养问题的儿童可能属于不同的类型，每种类型都有其特殊的情况。问题较轻的孩子可能仅仅表现为挑食、偏食等，问题严重一点的孩子可能出现食欲下降、拒食，或者把食物含在嘴里故意不吞下去等情况，问题更严重的孩子可能出现疾病导致的吞咽障碍。医学上将各种喂养问题分为喂养困难、喂养障碍、吞咽困难等，但通俗来讲，可以分成以下几类。

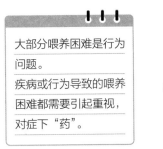

大部分喂养困难是行为问题。
疾病或行为导致的喂养困难都需要引起重视，对症下"药"。

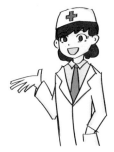

1. 有吞咽障碍。少数儿童可能存在器质性疾病（如唇裂、腭裂、脑瘫、声带麻痹、神经发育落后等），这些疾病本身可以导致儿童无法正常吞咽，咀嚼食物有困难，而非家长喂养不当或儿童主观不配合。喂养困难儿童需要到医院排除器质性病因，可到口腔科、康复科、神经科等就诊。医生可能会问到有无相关病史（生产史、消化系统疾病、神经系统疾病及心血管系统疾病），可能会对孩子进行钡餐检查、纤支镜吞咽检查、视频荧光镜吞咽检查、咽喉感觉功能内镜测定等了解吞咽情况，再进行治疗。

2. 没有吞咽障碍。有些疾病（如慢性肺部疾病、胃肠道疾病、肝胆疾病、食物过敏、神经性厌食、较重的先天性心脏病等）本身不会导致吞咽障碍，但是可以导致吸吮无力、进食费力、精神状态差、消化不良、食欲下降，造成喂养困难。一般待疾病逐渐好转后，进食可以恢复。需要及时到医院就诊，疾病治疗和营养治疗同时展开。

3. 无疾病但喂养行为不当。家长没有培养儿童良好的饮食习惯；或者提供的食物不合理，有追喂、强迫喂养等习惯；或者儿童本身属于困难性气质，可能有爱哭，容易烦躁，不易安抚，饮食、睡眠等生活规律性差，对新事物、新环境接受慢等表现。这些问题导致家长和儿童沟通不畅，喂养困难。儿童可能表现为食欲缺乏、挑食、恐惧进食等。

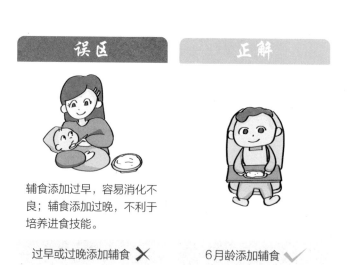

误区　　　　　　正解

辅食添加过早，容易消化不良；辅食添加过晚，不利于培养进食技能。

过早或过晚添加辅食 ✘　　　　6月龄添加辅食 ✔

根据以往的统计，大约25%的家长认为孩子有喂养问题，但经过调查，大部分孩子程度较轻，仅1%～5%符合真正的喂养困难标准。所以，家长主观认为孩子喂养困难的，不一定是真的喂养困难。家长可以先填写下列由中国疾病预防控制中心妇幼保健中心制定的"儿童饮食行为问题筛查评估问卷"，再找专业的医生对孩子进行体格检查和行为评定，最终得出结论。当然，喂养困难和吞咽障碍可以同时出现在一个孩子身上，有时候需要在专业医疗团队的指导下，采取综合营养措施进行治疗。

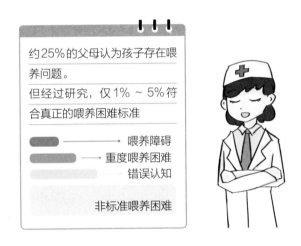

第一步：家长填写问卷

您的孩子存在挑食、偏食、胃口小等喂养问题吗？除喂养问题外，您的孩子有以下症状吗？（如果是，请在符合孩子实际情况的等级选项上打"√"，每题只选1个答案。）"总是"指平均每周5天及以上有此行为或感受；"经常"指平均每周3～4天有此行为或感受；"有时"指平均每周1～2天有此行为或感受；"从不"指没有出现此行为或感受。

我的孩子	对食物没有兴趣，并且很少有饥饿的表现	总是 经常 有时 从不
	对游戏或与人交流却很感兴趣	总是 经常 有时 从不
	只吃几口后，就拒绝再吃	总是 经常 有时 从不
	到了用餐时间，却想离开餐椅	总是 经常 有时 从不
我的孩子	因为气味、口味、外观、质地的原因，拒绝很多食物	总是 经常 有时 从不
	只吃很有限的几种喜欢的食物	总是 经常 有时 从不
	很不情愿尝试新食物	总是 经常 有时 从不
我的孩子	进食过程中只顾看电视、玩玩具或讲故事，而非进餐	总是 经常 有时 从不
	大人追逐进食	总是 经常 有时 从不
	进餐时间过长，超过半小时	总是 经常 有时 从不
	饭菜含在嘴里不下咽	总是 经常 有时 从不
我的孩子	有饥饿感，对食物也有兴趣，但我认为孩子吃得不够多	总是 经常 有时 从不
	不能吃完家长所提供的饭菜	总是 经常 有时 从不
我的孩子	似乎很害怕，强烈抗拒吃任何固体食物	总是 经常 有时 从不
	当准备用餐，或者餐具和食物出现时会害怕	总是 经常 有时 从不
我的孩子	胃口一直不好，还伴有频繁呕吐、腹泻等症状	总是 经常 有时 从不
	怀疑或确诊有其他疾病	总是 经常 有时 从不

除喂养问题外，您的孩子有以下症状吗？（如果是，请在方框内打√。）

□吞咽困难或吞咽时疼痛　　□腹痛　　□与同龄儿童比较，有明显的发育落后

□呕吐　　□体重减轻或不增　　□贫血

□腹泻　　□湿疹　　□哮喘

□便秘　　□荨麻疹　　□食物过敏或不能耐受

为了让您的孩子吃东西，您是不是不得不哄骗，分散注意力，或者教训他（她），或者强行将食物塞到他（她）嘴里？□是　　□否

您担心喂养不良会对您的孩子有害吗？□是　　□否

您经常会因为食物跟您的孩子抗争吗？□是　　□否

第二步：医生根据问卷做出分类

胃口差	孩子灵敏、活泼且好动，但是极少表现出饥饿或有对进食感兴趣的迹象 与进食相比，孩子对游戏和与人互动更感兴趣 孩子可能只吃一两口即停止进食；进食过程中容易分心，可能很难持续坐在桌旁或餐椅上
对某种食物有特别偏好	因为口味、质地、气味、外观的原因拒绝特定食物 如果孩子吃自己不喜欢的食物，就会表现出厌恶情绪 常常表现出其他感觉方面的异常，比如，孩子可能因为某些特殊质地的物品而烦躁
不良进食习惯	进食时看电视、玩玩具、讲故事 大人追逐进食 进食时间过长，超过半个小时 饭菜经常含在嘴里不下咽
父母过度关心	父母误认为孩子的胃口小，但实际上进食量已满足生长需要 父母均为中等身高的孩子通常显得较矮，但实际上已达到标准 父母对孩子的过分关注可能会导致强迫喂养，对孩子有负面影响
害怕进食	一到进食，孩子就表现出害怕的情绪；可能一看到食物或奶瓶就哭，或者通过哭、躲、拒绝张口来抗拒进食 可出现在有过可怕喂养经历（如窒息）或导管喂养的孩子身上
潜在疾病状态	孩子因严重器质性病变而拒食

第三步：根据分类给予家长指导建议

分 类	干预指导
胃口差	固定进餐地点，不允许走来走去 注重食物的色、香、味、质地搭配，促进食欲 两餐之间不吃零食（除了水） 只要孩子进食量比原来多，就要及时表扬、鼓励

分　类	干预指导
对某种食物有特别偏好	不完全剥夺其偏爱的食物，但适当减量 从孩子能接受的食物开始，逐渐由少至多加入不喜欢的食物，但不要强迫 家长应树立良好的榜样，不挑食、偏食 孩子若开始进食之前不喜欢的食物，立即给予鼓励
不良进食习惯	鼓励孩子自己进食，允许发生与年龄相符的进食狼藉 规定进食时间（20～30分钟） 家长树立榜样，进食时不做其他事情 不良进食习惯只要有所改善，立即给予鼓励
父母过度关心	定期测量身高与体重 不要与其他孩子攀比进食量，允许个体差异
害怕进食	不强迫进食，减少孩子对食物的害怕情绪 对新的食物要尝试10～15次 不在进食中批评或指责孩子 增加每日活动量，使孩子容易产生饥饿感
潜在疾病状态	怀疑或确认有器质性疾病的孩子，先转诊至相关专科 如果器质性疾病治愈之后，喂养困难仍存在，则加入饮食行为干预计划

 ## 喂养困难儿童还有什么东西可以吃

　　对由行为问题导致喂养困难的儿童主要采取行为干预方式，一般没有特别的食物搭配要求，可以参照健康儿童的配餐，保证营养均衡即可。少数儿童进食后，出现呕吐、腹胀、腹泻而不愿意继续进食，可能是食物过敏造成的喂养困难，可参考本书第4章。

其他原因造成的喂养困难，如果短期行为调整比较困难，难以达到能量及营养素的需求量，而且已经影响了孩子的生长发育，便可以选择高能量食物进行强化。吞咽一般食物没有问题、只是进食不足的孩子，可以在正常配餐中增加高能量食物。

1. 坚果。坚果是指具有坚硬外壳的一类果实，包括花生、核桃、瓜子、松子、芝麻、板栗等，蛋白质含量多为13% ~ 35%。高油坚果的脂肪含量为40% ~ 70%，含有较多的必需脂肪酸，同时含有丰富的维生素E，能量较高（如花生、板栗等每100克能量高达600千卡，是米的1.7倍，是牛奶11倍）。但3岁以下婴幼儿因气管发育尚不完全，直接食用易引起呛咳，误吸入气管会有危险。为了安全起见，3岁以下婴幼儿最好不要吃整粒的坚果。如何安全地给孩子吃坚果呢？其实很简单，可以用擀面杖把坚果压碎，再喂给孩子；或者直接用料理机打成坚果粉，掺到粥里或米粉里，还可以加水搅拌成坚果泥，喂给孩子。

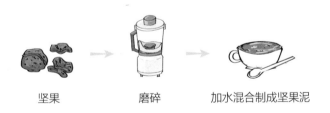

坚果　　　　　　磨碎　　　　　加水混合制成坚果泥

2. 巧克力。巧克力含较多的碳水化合物和脂肪，每100克能量可达500千卡，是牛奶的近10倍。巧克力是能在短期内快速提供能量的推荐食物。巧克力口味丰富，形状多样，孩子容易接受。

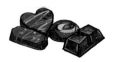

巧克力美味，可作为能量补充食品，但不能贪吃哦！

3. 植物油。包括豆油、菜籽油、花生油、芝麻油、玉米油、亚麻籽油等。植物油的必需脂肪酸（亚油酸、α-亚麻酸）含量高，并且富含维生素E，每100克能量高达900千卡。适当增加烹调用植物油，能促进食欲，同时提高能量摄入。比如，直接把油加入米饭或汤中，或者制作油煎、油炸食物（适量）。但长期高脂肪饮食可能引起心血管疾病，需定期监测血脂等指标。

4. 奶酪。富含蛋白质和脂肪，同时含有乳酸菌，能量较高，儿童容易接受。奶酪每100克能量超过300千卡。

5. 高能量肠内营养制剂。一般从医院获取。100毫升高能量肠内营养制剂含蛋白质3克、脂肪3.8克、碳水化合物13.8克，并且含丰富的维生素和矿物质，能量可达100千卡，是普通配方奶的1.5倍，有的甚至高达2倍。医用肠内营养制剂（特殊医学用途配方食品）营养均衡，可以满足儿童的所有营养素需求。

肠内营养制剂虽好，但要在专业人士的指导下服用，不可过量。

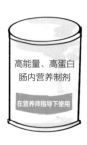

高能量、高蛋白肠内营养制剂

在营养师指导下使用

6. 强化母乳。母乳喂养儿童，若母乳摄入不足，可考虑在母乳中添加母乳强化剂。足量强化母乳每100毫升能量可达81千卡，半量强化母乳每100毫升能量可达73千卡，而未强化母乳每100毫升能量仅67千卡。

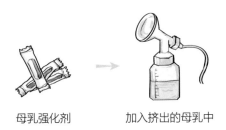

母乳强化剂　　　　加入挤出的母乳中

伴有咀嚼或吞咽问题的儿童，如果进食块状食物困难，而进食流质饮食相对顺利，那么可以选择如下流质食物。

1. 以奶为基础液体。包括母乳、强化母乳、各年龄段配方奶，甚至酸奶等。它们一般含有比例合适的碳水化合物、蛋白质、脂肪、矿物质和维生素，营养价值高，摄入足够的量便可以满足几乎全部营养素的需求。广义来讲，特殊医学用途配方食品也可归于此类。

2. 匀浆膳。匀浆膳适用于已能进食半流质饮食的儿童（主要是1岁以上儿童），以及由于各种原因导致儿童不能自主进食而需长期通过鼻胃管进食的儿童。匀浆膳是将正常膳食混合起来，用料理机磨碎成均匀的混合浆液。它是根据人体的营养需要，精选鸡蛋、大豆、奶粉、鱼、肉、米、蔬果等食品原料，参照中国营养学会推荐的每日膳食营养素参考摄入量要求，兼顾营养成分的全面性、均衡性而精心设计出的配方，是营养齐全、均衡的易消化食品。家长可以自制匀浆膳，也可以购买匀浆膳配方粉。

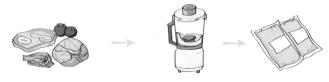

营养均衡的混合食物　　　磨碎成均匀的混合浆液　　　匀浆膳

匀浆膳食材涵盖：①谷类及薯类；②动物及蛋白性食物，包括肉、牛奶、鸡蛋等；③豆类及其制品；④蔬菜、水果；⑤纯能量食物，包括动植物油、淀粉、食用糖等；⑥日常所用的调味品。制作时应根据当地的时令气候及饮食习惯，并根据儿童的体重、病情特点、营养需求，计算出能量值后，由营养师设计食谱。

某年龄较大儿童的匀浆膳食谱如下：米饭150克，面条50克，瘦肉50克，蛋白粉30克，植物油20克，鱼100克，鸡蛋100克，黄豆50克，牛奶200毫升，猪肝150克，胡萝卜150克，白菜200克，食盐5克，香油5克；再准备苹果200克和香蕉100克。

规范制作方法：将谷类食品制成稠状物，按照100克加入温水至200毫升的比例，浸均匀后开始粉碎；把鸡蛋、肉类、蔬菜、豆类等煮熟后切碎，与油、盐等混合，然后将200毫升牛奶与其混合，倒入料理机，搅拌成匀浆；最后将上述二者混合，再加水搅拌，共形成约1500毫升的匀浆膳。再次煮沸消毒后，按照全日进餐次数，分装于玻璃器皿中，放入冰箱保存。早上做出1天的用量，每次喂食时取出1份，加热后食用。水果切碎后直接加水，榨成果汁喂入，每日保证喝200毫升。匀浆膳制作时需要保证清洁卫生，在0～4℃保存不超过24小时。发现异味立刻丢弃，以便造成腹泻。

准确判断，对症下"药"，小食谱大能量

男, 4岁, 体重10千克, 长期喂养方式不当（吞咽、咀嚼功能正常）, 导致喂养困难, 并且已经出现营养不良, 短期内难以纠正行为问题。在这个阶段, 可以增加食物的种类, 适当使用调味品, 调整脂肪摄入量及控制就餐时间。特别配制的食谱如下。

早上7点半	香煎馒头（或烤面包片）50克, 芙蓉蒸蛋50克（酱油、味精、葱花）, 香草味高能量配方奶150毫升 ▲就餐时间不超过20分钟
中午12点	米饭（大米50克）, 咖喱牛肉（牛肉40克）, 糖醋卷心菜（卷心菜100克）, 豆腐脑50克 ▲就餐时间不超过20分钟
下午3点半	坚果泥30克, 橙子50克
晚上7点	米饭（大米50克, 可添加芝麻香油10克）, 香菇鸡汤（鸡肉80克, 香菇50克, 各种香料少许）, 蚝油冬瓜（冬瓜100克） ▲就餐时间不超过20分钟
晚上9点	香草味高能量配方奶150毫升

吞咽、咀嚼功能正常的儿童, 可以考虑以下建议, 促进食欲。

1. 锌制剂。锌可改善味觉, 增进食欲。锌缺乏可能导致食欲下降, 在医生指导下补充锌。

2. B族维生素。B族维生素是身体的"动力", 它参与能量代谢, 帮助维持正常的消化功能。B族维生素缺乏可能引起食欲不振, 在医生指导下适量补充。

3. 带酸味的水果。柠檬、葡萄、山楂、草莓、橘子、柚了等水果中含有各种芳香族有机酸。苯甲酸和水杨酸是两种最主要的芳香族有机酸，食用时能感到较强烈的酸味，可以刺激胃液分泌（胃酸分泌过多者不适合），促进食欲。

4. 浓肉汤或浓鸡汤。浓肉汤、浓鸡汤等味道鲜美的食物可以刺激胃酸分泌，促进食欲，但是胃酸分泌过多者应禁食。

5. 调味品。儿童食欲不佳时，饮食不宜过于清淡。添加油、盐、味精、酱油、蒜、姜、辣椒、咖喱等调味品，可以促进食欲，除非患有有明确饮食禁忌的胃肠道疾病。一般6月龄～1岁的婴儿不应添加油以外的调味品，1～2岁的幼儿尽量不添加油以外的调味品。

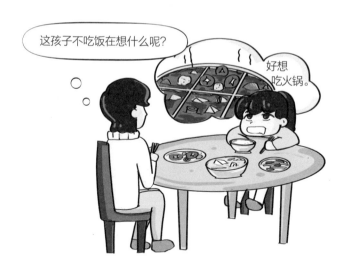

6. 食材选择与烹调方式。尽可能选择种类丰富、颜色多样的食物，尝试蒸、煮、炖、炒等制作方式，甚至不排斥煎、炸、烤等方式，短期增加食欲和提高能量摄入。

女，3岁，体重11千克，疾病导致吞咽、咀嚼困难，仅能进食较稠的流质或半流质食物。制定食谱如下。

早上7点	蔬菜粥100毫升（米15克，蔬菜30克，油10克）
早上10点	增稠型高能量肠内营养制剂200毫升
中午1点	自制增稠匀浆膳200毫升
下午4点	混合蔬果泥100毫升，酸奶100克
下午6点	自制增稠匀浆膳300毫升
晚上9点	增稠高能量肠内营养制剂150毫升
总能量	1000 ～ 1100千卡

吞咽、咀嚼功能差的儿童要求食物简单化。一般来说，较低黏稠度的食物（如稀的液体）适合咀嚼块状食物（如干饭、肉块等）有困难、体弱或容易疲乏，但吞咽液体无障碍的儿童。黏度越高，液体移动越慢，在口腔中更容易控制，故稠厚的液体或食物（果泥、果冻、黏稠的藕粉等）适合舌部控制能力弱、吞咽比较迟缓的儿童。不同咀嚼、吞咽能力的儿童可以选择不同性状的食物，具体如下。

1. 流质饮食。如果儿童无力咀嚼任何食物，可采用流质饮食，如稠米汤、蛋花汤、肉汤冲鸡蛋、酸奶、牛奶冲鸡蛋、蔬菜汤、肉汤、果汁等。普通流质饮食所提供的能量和营养不足，只能短期或在过渡期应用。长期应用必须考虑增加能量、蛋白质的摄入量，可额外补充由营养丰富食物制备的匀浆膳，或者补充儿童适用的高能量、营养均衡的特殊医学用途配方食品。

2. 半流质饮食。如果儿童有消化道疾病、口腔疾病，或者咀嚼困难、缺乏食欲，咀嚼能力弱但并非完全不能咀嚼，可以采用介于软食和流质饮食之间的膳食，即半流质饮食。比如，肉末粥、碎菜粥、蛋花粥、面条汤、面片汤、鸡蛋羹、嫩豆腐、豆腐脑、果泥、菜泥、果冻、藕粉等。

3. 软食。适用于咀嚼不便，不能食用大块食物但仍有一定咀嚼能力的儿童，包括软米饭、馒头、包子、面条。肉应剁碎，菜应切细，蛋类可用炒、煮和蒸等方法，水果应去皮（如香蕉、橘子、猕猴桃等）食用。

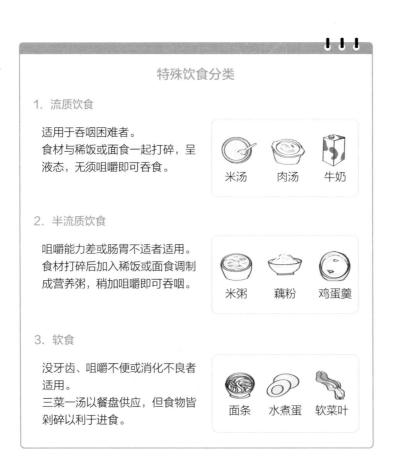

特殊饮食分类

1. 流质饮食

适用于吞咽困难者。
食材与稀饭或面食一起打碎，呈液态，无须咀嚼即可吞食。

米汤　　肉汤　　牛奶

2. 半流质饮食

咀嚼能力差或肠胃不适者适用。
食材打碎后加入稀饭或面食调制成营养粥，稍加咀嚼即可吞咽。

米粥　　藕粉　　鸡蛋羹

3. 软食

没牙齿、咀嚼不便或消化不良者适用。
三菜一汤以餐盘供应，但食物皆剁碎以利于进食。

面条　　水煮蛋　　软菜叶

4. 增稠剂。有严重胃食管反流的儿童，或者不能耐受低黏稠度食物的儿童，如单纯饮水也容易呛咳的儿童（儿童需进行吞咽造影检查，确诊吞咽过程中可能存在的问题），可以在食物中加增稠剂，将液体调稠，减少误吸、呛咳和反流的机会。食品增稠剂通常是指能溶解于水，并在一定条件下可以充分水化，形成的黏稠、滑腻的大分子物质或胶冻液，又称食品胶。

选用增稠剂应注意：

（1）可选用不含砷或砷含量低的米粉作为增稠剂。

（2）角豆类增稠剂会被母乳中的淀粉酶分解，从而失效。

（3）黄原胶类增稠剂会增加儿童发生坏死性小肠结肠炎的风险。另外，长期使用米粉或玉米作为增稠剂，会导致儿童摄入能量过多，可选择市售的抗反流婴儿食品作为替代。

（4）建议到医院咨询营养师，根据儿童具体情况选择增稠剂。

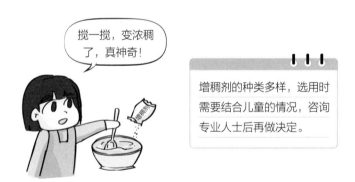

喂养途径和工具

不论是何种喂养困难，都应该优先考虑继续经口进食。经口进食能培养儿童对食物的兴趣，同时锻炼他们的吞咽、咀嚼能力。如果经口便可以摄入足够的能量，一般不需要采用其他喂养途径。

当儿童病情较重（如严重的厌食，或者经口进食导致呛咳而发生窒息的风险高），或者经过各种方法调整后，摄入量仍远远不能满足需求，严重影响儿童的生长发育时，建议及时到医院就诊，进行营养治疗。一般来讲，喂养困难儿童的胃肠道消化、吸收功能并没有问题，短期喂养困难考虑安置鼻喂养管，长期喂养困难可以考虑胃肠造瘘，通过管道输注营养液进行喂养。当然，鼓励同时经口进食，维持吞咽、咀嚼能力。

有较严重的胃肠道损伤的儿童，经口进食不能满足营养摄入需求或需暂禁食时，可以采用肠外营养（静脉营养）方式适量补充。

调整进食工具

用奶瓶喂养有困难的婴幼儿，可以考虑用勺喂养，较大的儿童可以选择用杯子、吸管等喂养。有些儿童使用颜色鲜艳的、有卡通形象的餐

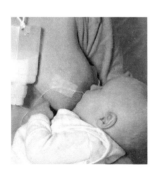
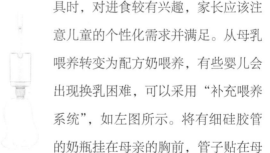

具时，对进食较有兴趣，家长应该注意儿童的个性化需求并满足。从母乳喂养转变为配方奶喂养，有些婴儿会出现换乳困难，可以采用"补充喂养系统"，如左图所示。将有细硅胶管的奶瓶挂在母亲的胸前，管子贴在母

亲的乳头上。婴儿在吸吮母亲的乳头时感觉不到细管的存在，同时吸母乳和配方奶。"混淆"婴儿的味觉，使他（她）逐渐适应配方奶喂养。

唇腭裂儿童的口腔闭合不全，影响正常的吸吮功能。使用专门设计的奶嘴（如加长型或加宽型）可以有效地辅助喂养。这些特制奶嘴有独特的形态学设计，能够在吸吮过程中遮挡或填塞裂口，增强口腔内的负压效应，从而优化唇腭裂儿童的吸吮效率，确保奶液的有效摄入。

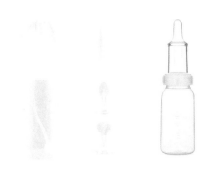

喂杯适用于不能完成整个哺乳过程的早产儿、体弱儿或有神经损伤的婴儿等。一旦婴儿能够正常进食，就应该停止使用这些工具。

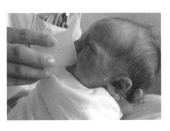

全家总动员，训练儿童的饮食习惯

行为干预是改善喂养困难的重要方法。对伴有喂养行为问题的家庭，需要先对家长进行喂养咨询与指导，使其能够充分认识到喂养行为的重要性。儿科医生或营养师可以指导家长，为儿童制作适合其年龄特点的食物，鼓励儿童发展自主进食技能；备餐做到食物多样化，注意色香味的搭配，以此提高儿童的进食兴趣和食欲。另外，医生或营养师会对喂养困难儿童进行个体化干预。家长可尝试从如下方面着手解决。

1. 恢复生理动态平衡。婴儿出生后需逐渐调节睡眠与清醒时间，建立进食节律，易激惹的婴儿宜在安静的环境中哺乳。母亲宜学会在喂养时调整环境和安抚婴儿，同时避免因自身焦虑、疲劳或沮丧而影响喂养效果，加剧喂养困难。为了缓解母亲的焦虑，可以参加心理疏导，观察喂养录像以了解喂养时的具体情况，及早发现并解决婴儿可能存在的问题。母亲可以到医院与专业治疗师交流喂养问题。

2. 改善家人与儿童的关系。家人与儿童平时要多玩耍、交流，避免对儿童责备、殴打、处罚等。遵守"3W"原则：什么时间（when）？在哪里吃（where）？吃什么（what）？以上由家长决定，而吃多少、怎么吃由孩子自己决定。儿童会学习家长消极或积极的情绪，所以喂养时家长要表现出正面的情绪，引导儿童积极进餐。

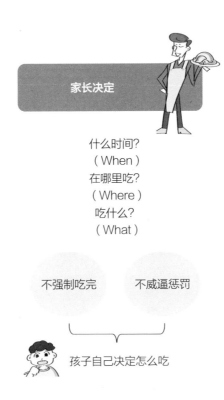

家长决定

什么时间？
（When）
在哪里吃？
（Where）
吃什么？
（What）

不强制吃完　　不威逼惩罚

孩子自己决定怎么吃

3. 提升儿童的进食欲望。激发儿童自然地产生饥饿感，在进食时限制所有干扰儿童进食的行为。

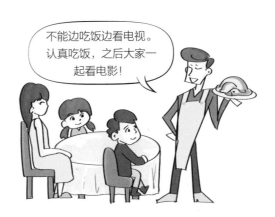

不能边吃饭边看电视。认真吃饭，之后大家一起看电影！

127

（1）规律进食。定时进餐（间隔3～4小时），中间不给予任何食物，包括饮料、奶、零食。

（2）限定用餐时间。不管儿童吃多少，每餐进食时间少于25分钟。25分钟之后，收走所有食物、餐具。

（3）合理奖励。初学自主进食时，儿童动作不协调或进食少，无论进食多少，家长均宜鼓励儿童的自主进食行为。表现良好时，家长最好以亲昵的方式进行正面奖励。不宜提供物质奖励（包括甜点），但可将点心作为正餐的一部分。

（4）进食时集中注意力。帮助儿童学习自主进食，包括提供便于手抓的食物形状；进食环境固定，不用玩具或电视节目干扰儿童的注意力。

（5）适当终止儿童进食。儿童进食时如果有不恰当的行为，如扔勺或食物、爬出餐椅等，宜暂停进食。

（6）为婴幼儿食物转换提供帮助。婴幼儿时期，家长需要注意观察为什么婴幼儿拒绝张嘴、想吃或不想吃什么食物、适合添加什么食物。辅食添加方法见下页表格。

4. 避免厌食。家长需要仔细观察儿童拒食的食物有几种，可接受的食物有几种。6～7月龄婴儿接触新食物，有时可能需要10次以上的接触才会接受该食物。如果儿童进食某种食物后出现恶心、呕吐等严重症状，可暂时不再吃这种食物。如果儿童反应不太严重，则可间断、小量的尝试，或者加入儿童喜欢吃的食物当中，待儿童习惯后逐渐增加食用量。

5. 断奶困难处理。断奶困难的婴儿，可在婴儿饥饿时尝试配方奶，或者先喂配方奶再喂母乳。也可以用奶瓶喂母乳，然后逐渐把奶瓶里的

婴幼儿的辅食添加方法

年龄阶段		6月龄	7~9月龄	10~12月龄	13~24月龄
食物质地		泥糊状	泥状、碎末状	碎块状、指状	条块、球块状
辅食餐次		每日1~2次	每日2次 每次2/3碗	每日2~3次 每次3/4碗	每日3次 每次1碗
食物种类及数量（每日）	奶类	4~6次 共800~1000毫升	3~4次 共700~800毫升	2~4次 共600~700毫升	2次 共400~600毫升
	谷薯类	含铁米粉1~2勺	含铁米粉、粥、烂面、米饭等3~8勺	面条、米饭、小馒头、面包等1/2~3/4碗	各种家常谷类食物3/4~1碗
	蔬菜类	菜泥 1~2勺	烂菜/细碎菜 1/3碗	碎菜 1/2碗	各种素菜 1/2~2/3碗
	水果类	水果泥 1~2勺	水果泥/碎末 1/3碗	水果小块/条 1/2碗	各种水果 1/2~2/3碗
	动物类及大豆类	—	蛋黄、肉、鱼、豆腐等 3~4勺	蛋黄、肉、鱼、豆腐等 4~6勺	鸡蛋、肉、鱼、豆制品等 6~8勺
	油、盐	—	植物油：0~10克 盐：不加	植物油：0~10克 盐：不加	植物油：5~15克 盐：小于1.5克

注：一勺=10毫升，一碗=250毫升

母乳换成配方奶。

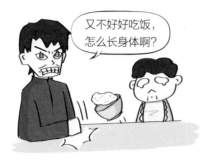

又不好好吃饭，怎么长身体啊？

训练儿童的饮食习惯需要保持耐心，少量、多次尝试。家长操之过急可能会加重儿童的拒食、厌食症状。

6. 及早干预创伤后拒食。儿童发生咽喉或胃肠道创伤（如口腔异物、严重呕吐、误吸等），导致进食后出现不适，可能会有拒食表现。需要儿科、消化科、心理科、康复科、五官科医生及社会工作者、语言治疗师、营养师和经特殊训练的护士等多学科人员合作。

7. 就医。严重营养不良儿童，需要及时就医，采取药物或住院治疗。

吞咽姿势调整与口腔功能训练

吞咽是人体最复杂的躯体反射之一。有效吞咽平均每天会进行600余次。吞咽是一个复杂的感觉和运动协调的过程，它确保食物安全地从口腔经过食管，最终到达胃部，同时避免食物误入气管，保护呼吸功能。吞咽按照发展时期与解剖部位可分为感知阶段、口阶段、咽阶段和食管阶段，其中最重要的是口阶段和咽阶段。

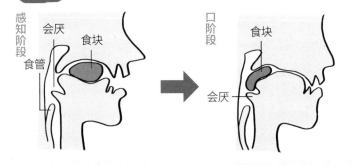

吞咽

感知阶段
会厌　食块
食管

进入嘴里的食物经过咀嚼，
与唾液混合成为食块

口阶段
食块
会厌

舌头由前向后把食块向软腭推
进，食块向口腔深部推移

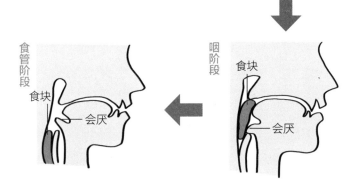

食管阶段
食块
会厌

食块进入食管后，凭食管的
蠕动及重力作用向胃部移
动。遮盖气管入口的会厌返
回原来的位置

咽阶段
食块
会厌

食块抵达喉咙深部时，喉头向上
前方抬起，会厌（喉头盖）向
下盖住食管前方的气管入口，
食块进入食管。此时如果吞咽
反射有异常，食块会误入气管

治疗吞咽障碍，应该先由专业人员进行吞咽功能评估。根据评估结
果，专业人员分析出吞咽障碍的病理生理机制后，给出调整饮食的建议
和代偿性方法。专业的饮食方案应该由医生、护士、治疗师、营养师合
作制定并协助家长和儿童完成。

因疾病导致吞咽障碍的儿童将其头部或身体改变某种姿态，即可缓解吞咽障碍，改善或消除吞咽时的误吸症状。比如，在吞咽时通过调整头颈等部位的姿势，使吞咽通道走向、腔径大小和某些吞咽结构（如喉、舌、勺状软骨）位置有所改变，再调整食物或液体的进入速度和方向，便可以帮助儿童安全地吞咽。

具体姿势包括头部倾斜、头部旋转、侧卧等，但固定的姿势调整并不适用于所有儿童。所以，最好在医院进行吞咽造影检查，先观察出针对该儿童的有效吞咽姿势，再选取这种有效的姿势进行训练。吞咽姿势调整一般仅作为暂时性的应用手段，逐步过渡到正常的吞咽姿势后就停用。

存在器质性疾病（如唇裂、腭裂、脑瘫、声带麻痹、运动神经受累、神经发育落后）的吞咽障碍儿童，每天的吞咽运动极少。用进废退，保持训练才有助于吞咽功能尽早恢复。口腔训练是恢复吞咽功能的基础训练，它利用大脑皮质的感觉和运动神经调控机制，提高咀嚼效率，增强舌头的感知能力和运动功能。口腔训练至关重要，不容忽视。训练主要包括如下几个方面：面部及咽肌肉的功能康复训练、咽肌肉的

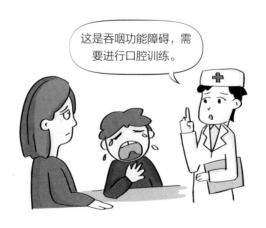

电刺激和黏膜的冷热刺激、进食体位的调整、中西药物治疗、针灸治疗和心理治疗。当然，这些都需要在医生的专业指导下进行，不能盲目尝试，否则有较大的风险。

 ## 避开那些喂养误区

误区1：喂养困难、吞咽困难的儿童可以多喝汤，汤最有营养

在一些人的传统观念中，汤是补品。家长为儿童煲汤，如乌鸡汤、牛尾汤、鱼汤、海参汤、猪蹄汤等，并认为精华都溶解在汤里了，喝汤就行。实际上，这是完全错误的。汤里面的营养成分很少，肉类食材制作的汤，只含少量蛋白质，还有嘌呤和少量的钾、钠、钙、镁等离子，营养密度低；骨头汤含重金属较多，可能损害儿童的肝肾功能。因此，汤不是人体营养素的良好来源，安全性也不高。大量喝汤还会影响其他食物的摄入，反而会导致营养不良。荤汤里的脂肪含量高，腹泻儿童喝了容易加重腹泻；荤汤含嘌呤也多，经常吃容易诱发痛风。但是，若孩子消化功能正常，仅食欲不佳，可以尝试在饭前喝少量鸡汤等（不超过50毫升），这样可以刺激胃酸分泌，从而促进食欲。

误区1：喝汤比吃肉更有营养

误区2：医院输营养液就可以，不吃饭也没关系

当孩子有吞咽困难时，有的家长认为既然孩子不吃东西，完全靠输液也可以。这种想法是错误的。人体通过胃肠道进食是自然状态，如果长时间不进食，肠黏膜就会萎缩，引起肠道菌群失调，肠道黏膜屏障作用被破坏，从而导致肠源性感染。对各种原因引起的进食障碍，应通过各种途径（经口、鼻饲等）尽量给予胃肠道营养。经静脉输营养液是在胃肠功能严重受损时不得已才采取的办法，而且长期输注易引起肝功能损害，不可以轻易采用。

误区3：吃零食有害健康，不能给孩子吃任何零食

很多家长认为，零食有害健康，孩子吃了这些垃圾食品会影响生长发育。然而，零食不等同于垃圾食品。低营养价值的零食才是垃圾食品，如薯片、可乐等。对于本身就有喂养问题的儿童，零食能够给他们提供一定的能量和营养素。家长可以选择一些高营养价值的、新鲜的零食，如奶制品、水果、坚果等。

注意，零食提供的能量和营养素远不如正餐全面均衡，而且常吃零食会降低吃正餐的食欲。因此，家长仍然需要控制零食的摄入量，以不影响正餐摄入量为原则。

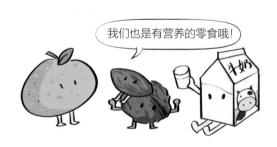

误区 4：孩子比其他孩子的胃口小，一定要纠正

不同孩子的食量大小是有差异的，家长不要只以孩子的食量大小来衡量孩子的营养是否充足。有些孩子虽然胃口相对小，但生长发育指标正常，那就是健康的。有些出生体重比较低的孩子，可能一直沿着较低的生长曲线规律生长，但运动、智力发育都没有问题，这也是健康的。如果家长采取强迫喂养的方式，常常会适得其反。顺应喂养（积极鼓励，不强迫）就好，不必焦虑。当然，如果孩子短期体重下降明显，就需要警惕疾病情况，尽快就医。

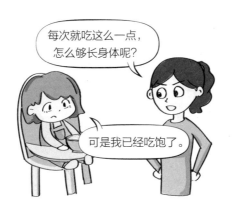

误区 5：孩子不吃饭，可以放任不管，自然而然就好了

虽然强迫喂养不可取，但是完全放任不管也是不行的。孩子不是成人，对食物的了解、进食的技能及自控力都不如成人。家长需要做的是，准备好有营养的食物，营造良好的就餐氛围，鼓励孩子进食。如果在规定的时间吃不完，不要打骂，也不要强迫喂养。收拾碗筷，让孩子保持饥饿感，等到下一顿饭再吃。如果孩子不吃饭，家长又长期不管不顾，孩子绝对存在营养不良风险，家长也可能会忽视掉孩子的某些潜在疾病。此外，孩子不吃饭，有可能是因为把注意力转移到了那些口味重、营养价值低的不健康零食中。对于不爱吃饭、挑食、偏食的孩子，家长需要监管，适度引导，避免放任。

误区6：边玩边吃，孩子会吃得多一些

边玩边吃，看起来像是可以促进孩子吃饭，但电视节目、游戏都会使孩子的精神兴奋，造成消化系统的供血相对不足。久而久之，容易引起胃肠疾病，大脑也会因供血不足出现缺氧，引起疲劳。

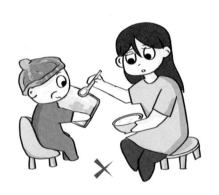

边吃边玩可能导致食物误吸，严重时甚至引起窒息。医院急诊科常有此类病例，父母应提前意识到这一风险。此外，养成专注的习惯，对孩子的心理发展至关重要，也与孩子今后的学习专注力有关。因此，父母应从哺乳期开始就培养孩子专心进食的习惯，让孩子明白，吃饭是本能需求，而非任务，不要用诱惑的方式促使孩子进食。

误区7：孩子不吃饭，应该补充多种保健品

孩子不好好吃饭，存在喂养问题，如果医生排除了疾病因素，那主要就是饮食习惯不好造成的了。家长放弃对孩子饮食习惯的培养，把希

望完全寄托于营养保健品上，这是不对的。

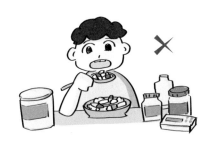

一方面，市面上的营养保健品质量参差不齐。家长如果盲目购买，让孩子食用，不仅起不到补充营养的作用，还可能引发胃肠功能紊乱、损害肝肾功能，甚至中毒。另一方面，不同营养素之间存在相互影响，不科学的补充可能会影响吸收效率，反而进一步降低孩子的食欲。在医生或营养师的专业评估下，有计划、适量、有针对性地补充保健品，并且配合饮食行为训练，才能达到效果。

误区8：无法经口进食的孩子，仅通过鼻管注入营养液，营养会不够

有吞咽困难的孩子在住院期间，医生往往会给其装置一根鼻管，用来输注医用营养液。这种肠内营养液，使用的是国家批准的特殊医学用途配方食品（为了满足进食受限、消化吸收障碍、代谢紊乱或特定疾病状态人群对营养素或膳食的特殊需要，专门加工配制而成的配方食品），可作为单一营养来源，满足目标人群在特定疾病或医学状况下的营养需求。它不但不会造成营养不良，反而能保证人体需要的各种营养素摄入，促进孩子康复。

误区 9：儿童胃肠功能发育不成熟，吐奶、呛奶等很正常

儿童偶尔吐奶、呛奶，并且量少，之后仍然可以正常进食，生长发育也未受影响，这种属于正常情况。如果儿童吐奶、呛奶频繁，并且食欲持续下降，或者还有腹泻、腹胀等问题，生长发育明显受影响，这就需要及时到医院就诊了。儿童可能存在各种原因引起的消化道疾病、食物过敏或其他疾病等，一定要在医生的指导下进行专科诊断、治疗和饮食调整。

第 6 章

合理饮食打造漂亮牙齿

——口腔营养管理

- 谁家孩子没有蛀牙
- 坚固牙齿从健康饮食开始
- 保卫口腔健康的「秘密武器」
- 牙齿清洁从小抓
- 护牙误区要警惕

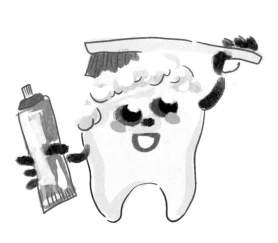

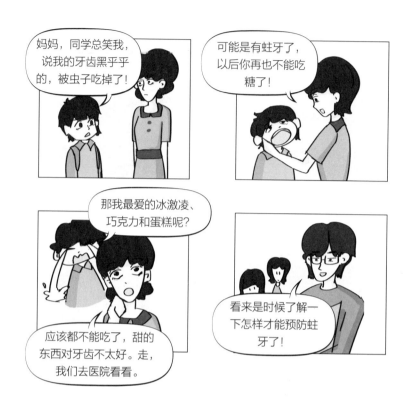

接下来这部分，我们将为预防蛀牙、已经有蛀牙及有其他口腔问题的儿童提供与口腔营养管理相关的科学建议。

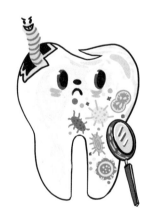

谁家孩子没有蛀牙

龋齿俗称蛀牙、虫牙，是一种常见的口腔感染性疾病，在儿童群体中发病率高，是影响儿童口腔健康的"头号大敌"。据2017年第4次全国口腔健康流行病学调查结果显示，我国5岁儿童乳牙龋患率为70.9%，比10年前上升了5.8%；12岁儿童恒牙龋患率为34.5%，比10年前上升了7.8%。

家长常对孩子说，如果吃糖，牙齿会长"蛀虫"。实际上，蛀牙是口腔中的细菌产酸，使牙齿受损导致的，不是真被虫子吃掉的。要想了解蛀牙是怎么来的，我们先来看看牙齿的基本结构。

牙齿最外面的是牙釉质，位于牙冠表面，是半透明、乳白色的钙化组织；牙釉质下面的是构成牙齿的物质——牙本质，里面含有神经末梢，是痛觉感受器；在牙根部分的是牙骨质；牙中央有牙髓腔，里面充满牙髓，还有丰富的血管和神经。当龋洞损伤到牙髓时，就会引起牙髓炎，此时会有剧烈的牙痛。

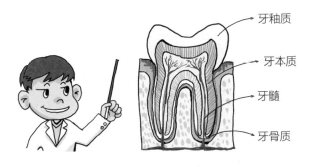

龋齿发生通常有四种因素，分别是细菌、含糖食物、牙齿缺陷和时

间。缺少任何一个因素，龋齿都不会发生。

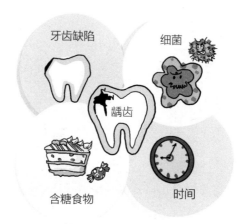

引起龋齿的细菌有很多种，以变形链球菌和乳酸菌为主。这些定植在口腔里的产酸细菌可以将糖转换成酸，腐蚀牙齿。如果吃的含糖食物（如蛋糕、糖果、饼干、可乐等）太多，致龋细菌会在牙菌斑（口腔中的唾液、细菌和食物残屑在牙齿表面形成的几乎无色的黏性薄膜）上存活下来，并通过分解糖类来创造酸性环境，使牙菌斑"酸化"，从而使牙釉质表面脱钙、溶解、逐步软化。当细菌对牙齿的侵蚀速度超过人体通过唾液等进行的牙齿修复速度时，牙釉质的表面就会出现腔隙，形成浅龋。

浅龋主要表现为牙釉质的表面有米黄色或浅褐色斑点，质地变软，有粗糙感，但无明显缺损或仅有浅缺损。若放任浅龋不管，不接受正规治疗，龋洞会越来越明显，侵蚀加重，可深及牙本质浅层，形成中龋。这时牙齿可表现出对甜、酸刺激过度敏感。随着细菌的进一步侵蚀，龋洞可深及牙本质深层，接近牙髓，甚至影响牙髓，形成深龋。此时牙齿对冷刺激过度敏感。随着细菌侵蚀至髓腔，可刺激牙神经，引起牙痛，严重者需要去除牙神经或拔牙，否则可能会产生脓肿，甚至继发全身感染性疾病。

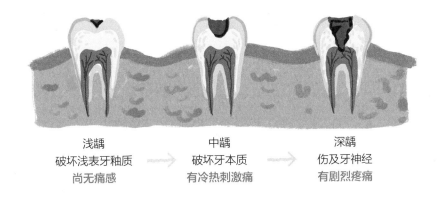

浅龋		中龋		深龋
破坏浅表牙釉质	→	破坏牙本质	→	伤及牙神经
尚无痛感		有冷热刺激痛		有剧烈疼痛

口腔疾病会影响儿童的生长发育，可能原因有：牙痛时咀嚼功能下降，影响进食数量和种类，并且造成消化吸收功能减弱，身体营养供应不足；牙痛影响睡眠，影响生长发育；此外，龋齿慢性感染可引起牙髓炎和脓肿，然后通过代谢途径影响红细胞生长，导致血红蛋白减少，抑制生长。

国内外科学家发现，患严重龋齿的学龄前儿童，其体重、身高生长水平比无龋齿的学龄前儿童低，但经过牙齿治疗后，他们的生长速度加快，体重明显增长，生活质量可以改善。因此，家长提高对儿童龋齿的认识，进行早期预防，十分有必要。

 坚固牙齿从健康饮食开始

在生活中，我们常发现，有的人很少刷牙，还总吃甜食，却从来不长龋齿；有的人每天认真刷牙，几乎不吃甜食，仍然会长龋齿。这种情况除了和遗传基因有关，还可能是由于前者的身体更容易吸收钙，在长恒牙时，其牙齿钙化很好，质地细密，细菌难以附着到牙齿表面；而后者牙齿钙化不好，牙齿表面有细微的缝隙，牙菌斑很容易附着，难以刷掉，进而容易引发龋齿。因此，早期使牙齿更好地钙化可以在一定程度上预防龋齿。对婴幼儿而言，乳牙和早期恒牙的结构和钙化程度都还不够成熟，牙釉质和牙本质的致密度不高，抗龋性低，容易患龋齿。为孩子提供充足的钙、磷、维生素D等营养素十分有必要，以保证牙齿有足够的钙化"原材料"。很多营养素可以起到保护牙齿的作用。

1. 蛋白质。牙齿的主要有机物成分是蛋白质，因此必须保证充足的蛋白质供给。牛奶、鸡蛋、鱼、肉、大豆等都是优质蛋白质，其必需氨基酸种类较齐全，氨基酸模式与人体蛋白质氨基酸模式接近。

2. 钙。牙齿中的主要无机物成分是钙的磷酸盐，该成分为牙齿的硬度、强度和机械性能提供支持。充足的钙摄入对牙齿保健非常重要。生活中补钙需考虑钙含量及吸收率。

牛奶、奶酪等奶制品含钙量丰富，吸收率也高，是钙的理想来源。牛奶中的钙磷比例合适，既可以促进牙体硬组织的修复，又可以平衡口

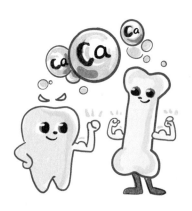

腔酸碱度，抑制口腔中的变形链球菌等产酸细菌生长，从而对牙齿起保护作用。大豆及豆制品也是钙的良好来源。虾皮（但钠多）、蛤蜊等含钙量也较多，且吸收率较高。虽然苋菜、菠菜、芹菜、空心菜、荠菜等也含有较多钙，但因它们的草酸含量较多，而草酸与钙结合后会形成不可溶的

草酸钙，影响钙吸收，因此并不是钙的良好来源。

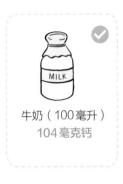

牛奶（100毫升）
104毫克钙

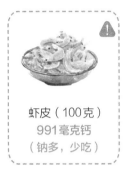

虾皮（100克）
991毫克钙
（钠多，少吃）

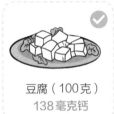

豆腐（100克）
138毫克钙

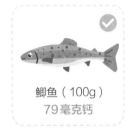

鲫鱼（100g）
79毫克钙

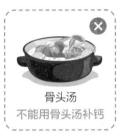

骨头汤
不能用骨头汤补钙

3. 磷。磷是牙齿钙化必需的物质，是构成牙齿的重要成分。磷酸盐可形成一个碱性的缓冲系统，防止口腔过度酸化，从而保护牙釉质，预防龋齿。磷在食物中广泛分布，瘦肉、鸡蛋、牛奶、鱼、虾、蟹、动物内脏、坚果、海带、紫菜、油料种子、豆制品均是磷的良好来源。当饮食中的能量与蛋白质供给充足时，不会出现磷缺乏的情况。

4. 维生素D。维生素D可以增加身体对钙、磷的利用，促进牙齿钙化，维持正常的生长发育。维生素D主要存在于海水鱼（如沙丁鱼等）、动物肝脏、蛋黄及鱼肝油中。人体皮肤在阳光照射下可自我合成维生素D_3，因此，经常晒太阳是人体获得充足维生素D_3的最好来源。对于儿童来说，科学地晒太阳十分有必要：时间上，选择上午10点以前、下午4

点以后最为合适。因为此时阳光中的紫外线偏弱，既能使人感到温暖，又能避免伤害皮肤。婴幼儿每次晒15～30分钟，儿童每次晒1～2小时。地点上，最好选择绿化较好、空气清新的户外环境。婴幼儿皮肤娇嫩，应选择远离阳光直射的地方，多晒背部和臀部，避免直射眼睛。

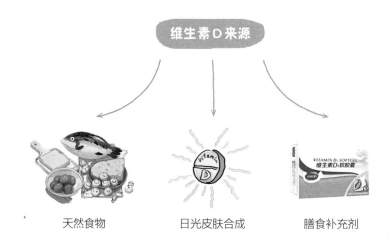

天然食物　　　　日光皮肤合成　　　　膳食补充剂

5. 维生素C。维生素C能促进抗体形成，增加人体免疫力，辅助消灭细菌，同时可以促进牙龈所需的胶原蛋白生成，使牙龈更健康。维生素C的主要来源为新鲜蔬菜和水果。含量较丰富的蔬菜有彩椒、西红柿、油菜、卷心菜和菜花等，含量较多的水果有樱桃、石榴、猕猴桃、草莓、哈密瓜、木瓜、刺梨等。虽然柑橘类水果的维生素C含量丰富，但是其酸性较强，建议不要进食过多，以免腐蚀牙齿。

6. 生物活性成分。百合科植物大蒜、洋葱、葱等蔬菜中含有有机硫化物，其中大蒜素对多种革兰氏阳性菌和阴性菌有抑制或杀灭作用，效果与抗生素相当。洋葱中所含的硫化物能杀灭造成龋齿的变形链球菌。菇类含有香菇多醣体，可以抑制口腔中的细菌制造牙菌斑，进而抑制龋齿形成。

7. 维生素A。维生素A在细胞生长、分化、增殖过程中起着十分重要的调节作用，它可以促进牙釉质形成，可以通过调节细胞免疫和体液免疫提高免疫功能，进而抵御致龋细菌感染。维生素A的最好来源是动物肝脏、牛奶、鸡蛋、鱼肝油等。维生素A原存在于植物中，在体内可以转化为维生素A。维生素A原的良好来源是深色蔬菜和水果，如红薯、胡萝卜、南瓜、莴苣叶、菠菜、韭菜、西蓝花、芹菜、木瓜、杧果等。

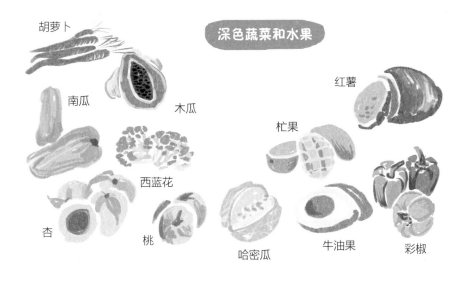

8. 氟。氟在维持牙齿结构稳定性和预防龋齿方面具有重要的作用。氟可与牙釉质中的羟磷灰石作用，在牙釉质表面形成一层坚硬的、抗酸性腐蚀的保护层——氟磷灰石晶体保护层。它可抑制糖酵解，减少酸性物质产生，从而起到预防龋齿的作用。

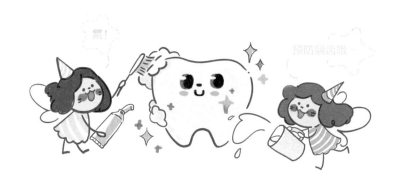

氟在牙齿中的含量虽然很少，但对增强牙齿的抗龋性很重要。氟被国际粮农组织、国际原子能机构和世界卫生组织列入"人体可能必需，但有潜在毒性的微量元素"，适量的氟摄入能促进骨骼和牙齿的钙化，有防龋作用。

有研究证明，即使如今氟化物牙膏等使用广泛，但是水中的氟化物仍能有效减少儿童和成人至少25%的龋齿。我们建议日常生活中不要只饮用瓶装水，因为在大部分情况下，瓶装水不含氟化物，会导致饮食中的氟化物摄入过少；而且，纯净水和经过RO膜净化的水也都不含氟。如果水源中缺乏氟化物，美国预防服务工作组建议从6月龄起口服氟化物补充。美国儿童牙科学会建议在牙齿萌出时口服氟（加氟片或含氟水）加强牙釉质和牙本质的发育（需考虑当地饮用水的含氟情况，在医生指导下服用）。此外，由牙医进行局部涂氟，能填补不成熟的牙釉质和预防早期龋坏，减少龋齿的出现。

健康的牙齿生长与蛋白质、钙、磷、氟、维生素A、维生素C、维生素D等营养素有关。我们在为孩子准备食物的时候，一定要注意食物多样，饮食搭配均衡，这样才能更好地保证口腔健康。因各种情况而导致营养素摄入不够时，可以在牙医和营养师的指导下补充。

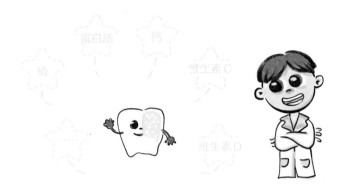

保卫口腔健康的"秘密武器"

预防龋齿的营养建议

1. 科学使用奶瓶，告别奶瓶龋。乳牙萌出之后，幼儿不应长时间含着装有甜奶或甜饮料的奶瓶，尤其不能含奶瓶睡觉，否则会造成龋齿。一旦第一颗乳牙萌出，就应将母乳喂养时间限制在正常进餐的时段，而不是想吃就吃，特别是睡觉时。因为睡眠期间唾液的分泌减少，对食物中糖类的清除率大大降低，使糖具有充分的时间发挥它们导致龋齿的作用。

1岁后应尽量减少使用奶瓶，奶瓶内尽量只装白水，含糖液体（如奶、果汁、蜂蜜水等）建议用杯子喝或勺喂。为了预防奶瓶龋，美国儿童牙科学会建议不要让孩子在两餐之间一直含着奶瓶。用杯子来取代奶瓶，因为使用杯子，不仅不会使牙齿完全浸没在含糖饮品中，而且孩子无法含着杯子睡觉。

1.5岁至2岁应停止使用奶瓶。因为奶瓶除了容易导致龋齿，还会妨碍孩子的咀嚼功能发育。在过渡时期，孩子如有不适，可以给他（她）

装着清水的奶瓶，慢慢脱离。

奶瓶等婴幼儿喂养器具须做到消毒灭菌，否则，婴幼儿吃奶时将细菌带入体内，会导致腹泻、呕吐，还可引起鹅口疮。消毒后24小时内没有使用的奶瓶，仍需重新消毒，以免滋生细菌。

各种饮品对牙齿的腐坏潜能

来　源	相对的牙齿腐坏潜能
标准水	0.00
10%蔗糖溶液	1.00
母乳	
纯母乳	0.01
含10%蔗糖溶液的母乳	1.30
配方奶	
免乳糖豆奶	0.68 ~ 1.11
标准牛奶	0.51 ~ 0.62
深度水解配方奶	0.01
其他饮料	
苹果汁	0.80
橘汁	0.85
葡萄汁	0.74
复合果汁饮料（10%果汁）	0.93
软饮料（苏打水、碳酸饮料）	1.05

上表列举了一些常见饮品对牙齿的腐坏潜能。从表中我们可以看到，母乳对牙齿的腐坏潜能很低；而与之对比，加糖的母乳、普通配方奶有一定的腐坏潜能。因此，孩子在吃奶后需注意口腔清洁（清洁方式详见后文）。一些果汁、饮料腐坏潜能更强，需要限制摄入。

2. 避免交叉感染。唾液是细菌传播的载体。喂养人应避免将自己嚼碎的食物喂给儿童，或者把奶嘴、饭勺放到自己口中试温度等。这些方式都容易将喂养人口腔中的致病菌传染给儿童。致龋细菌越早传给儿童，儿童越易患龋齿。因此，喂养人应注意喂养卫生，纠正不良的喂养方式，同时关注自身的口腔卫生，避免把致病菌传染给儿童。

3. 训练咀嚼能力。有的孩子吃着吃着，会默默含着饭菜久久不吞，这可不是一个好习惯。如果孩子经常这样做，口腔内的食物残渣增加，产生的细菌就会增多，加剧了对牙齿的威胁。此时家长应该寻找原因，可能是孩子不喜欢这种食物，也可能是孩子进食时注意力不集中。家长可以示范大幅度的咀嚼动作，引导孩子咀嚼。换牙期儿童应吃耐嚼食物，因为如果不充分使用咀嚼肌，对颌面的功能性刺激不够，就会使颌骨发育不足，从而影响口腔功能。因此，换牙期儿童吃的食物，除了高蛋白、高维生素，还应强调富含膳食纤维、粗糙和耐咀嚼（如全麦饼干、芹菜、玉米饼等）。食用有一定硬度的食品，可以使儿童的牙弓、颌骨得到正常发育。颌骨宽大而牙弓整齐，患龋率和牙周病发生率均可降低。

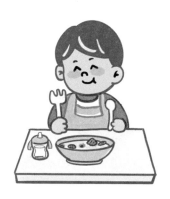

4. 重视奶制品。牙齿的发育和萌出需要足够的蛋白质，牙齿、牙槽骨、颌骨的主要成分是钙，而奶制品含有丰富的蛋白质和钙，是极好的

补充来源。奶制品中的钙不仅含量丰富，而且容易被人体吸收；奶制品中的酪蛋白可以抑制牙菌斑生成，修复牙齿损伤。应保证孩子有足够的奶制品摄入。

5. 科学吃糖。我们都知道，爱吃糖是孩子的天性，但摄糖量、摄糖频率与龋齿的发生呈正相关。让孩子完全不吃糖，似乎不太可行。家长没有必要强行阻止，让孩子少吃即可，而且吃糖要讲"技巧"。

2015 年，世界卫生组织公布了糖摄入指南，强烈推荐将儿童和成人的摄糖量控制在总能量的 10% 以内，以预防龋齿、肥胖等健康问题。这里的限制建议主要是针对游离糖，包括在生产食品时和烹调过程中额外添加的糖，以及蜂蜜、果汁和糖浆含有的天然糖。蔬果中的糖分、奶类中的乳糖、薯类中的淀粉，这些并不算游离糖，目前没有证据表明这些糖会危害健康。蔗糖、葡萄糖、果糖等游离糖是致龋细菌的主要能量来源，致龋性较强；乳糖及果蔬中的内源糖致龋性相对较弱；单糖和双糖会为细菌提供营养。糖果、软糖、糕点等容易在窝沟和牙齿间隙中沉积，易引发龋齿；相对来说，木糖醇、山梨醇产酸较少，不容易导致龋齿。

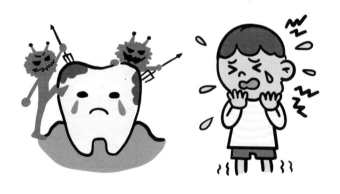

科学吃糖的方法是：让孩子把糖与其他含游离糖少的食物（大豆、新鲜蔬果、奶制品等）一起吃，减少糖和牙齿接触的机会；减少油腻的甜食摄入，如少吃饼干、糕点等，因为这些食物易滞留于牙面，增加糖分侵蚀的风险。

6. 多吃蔬菜和水果。蔬菜和水果的纤维成分能帮助清洁牙面，减少蛀牙，又能增强孩子的咀嚼功能。一些家长认为水果、蔬菜制成的果蔬汁或浓缩果蔬汁很有营养，孩子可以多喝，事实上，这种观点是错误的。因为在榨成果蔬汁的过程中，很多营养已经损失掉了，留下的大部分成分是水和糖。我们建议直接吃蔬菜和水果，而不是喝果汁。口感爽脆的蔬菜、水果如芹菜、梨子、胡萝卜、豌豆等可作为咀嚼食物。咀嚼这些食物，不仅能帮助清除牙缝中的食物残渣，还能促进唾液分泌，减少龋齿发生。

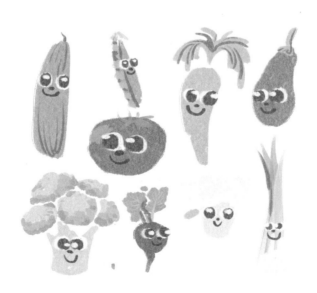

7. 避免睡前进食。唾液是牙齿的外环境，起着缓冲、洗涤、抗菌

等作用。唾液的性质和成分影响其缓冲能力，也影响细菌的生活条件。量多而稀的唾液可以洗涤牙齿表面，减少细菌和食物残渣堆积；量少而稠的唾液易滞留，助长牙菌斑形成和易黏附在牙齿表面。睡眠时人的口腔运动少，唾液分泌最少，口腔的自洁作用差。如果睡前刷牙后再次进食，易患龋齿和牙龈炎。因此，睡前刷牙后不应再进食。

已有龋齿儿童的营养方案

如果孩子已经患了龋齿，除了做到上述预防龋齿的营养建议（防止龋齿进一步恶化或出现新发龋齿），还应尽快到口腔科就诊。此外，还应避免食用损害牙齿的食物：一是会引起酸类增多的食物，如甜食、酸性较强的食物（柑橘类水果、糖果等）。二是磨损牙釉质的食物，如花生糖等特别坚硬的食物。在龋齿已经产生的情况下，尽量避免用患齿咀嚼粗糙、坚硬的食物及容易卡在牙缝的粗纤维食物，即使这些食物在预防龋齿方面有一定的作用。三是易导致口腔干燥脱水的食物，如可乐等碳酸饮料和果汁等甜饮料。

不同的零食对牙齿健康的影响不同，不管是预防龋齿阶段，还是在治疗龋齿期间，家长都应该帮助孩子选择健康的零食，如下表所示。

防治龋齿的零食选择

推　荐	限　制
新鲜水果、蔬菜 （已有龋齿则少吃较硬的蔬果）	果脯、果汁、果干、水果罐头
低糖奶制品	奶饮料、冷冻类甜品（冰激凌、雪糕等）、奶油、含糖饮料（碳酸饮料、果味饮料等）
杂粮馒头、全麦无糖面包	膨化食品（薯片、爆米花、虾条等）、油炸食品（油条、麻花、油炸土豆等）、含人造奶油甜点

推 荐	限 制
鲜肉、鲜鱼	咸鱼、香肠、腊肉、鱼肉罐头等
鸡蛋（水煮蛋、蒸蛋羹）	—
豆制品（豆腐干、豆浆）	烧烤类食品
坚果类（已有龋齿则尽量不吃）	高盐坚果、糖浸坚果

不同年龄段儿童的护牙食谱

牙齿发育包括乳牙发育和恒牙发育。多数婴儿4～10月龄时乳牙开始萌出，3岁内20枚乳牙完全萌出。恒牙钙化从胎儿后期开始，出生时第1恒磨牙已钙化，其他恒牙钙化从3～4月龄始至2.5岁，顺序与换牙顺序相同；2.5～3岁时第2恒磨牙、7～9岁时第3恒磨牙开始钙化。6岁左右，在第2乳磨牙之后萌出第1恒磨牙，一般于20～30岁时32枚恒牙出齐，也有终身不出第3恒磨牙者。

因此，在牙齿发育的不同时期，儿童的适宜食物有所不同。我们列举了几个不同时期的食谱供大家参考。

参考食谱1（1岁5个月，男，10千克）

早上7点	配方奶100毫升
早上10点	红薯小米粥（小米20克，红薯30克）
中午12点	米饭（大米25克），海鲜（鱼肉、蛤蜊等）50克，蔬菜25克，油4克
下午3点	配方奶100毫升，水果25克
下午6点	米饭（大米25克），精瘦肉40克，蔬菜50克，油4克
晚上9点	配方奶200毫升

注意事项：已有龋洞而暂时未做填补治疗的儿童，饮食多以蒸、煮等烹饪方式为主，食物性状应尽量细软

早餐	杂粮粥（大米50克，玉米糁50克），南瓜坚果饼（南瓜25克，黑芝麻10克，面粉100克，油5克），牛奶200毫升
午餐	米饭（大米80克），芹菜炒虾仁（芹菜茎200克，虾仁75克，油8克）
晚餐	米饭（大米80克），草菇烧豆腐（草菇100克，豆腐75克，油8克）
加餐	水果（苹果100克），山核桃（干）30克，牛奶200毫升

注意事项：没有龋齿的儿童应适当多吃粗纤维食物及坚果等训练咀嚼能力，预防龋齿。已有龋齿的儿童可将核桃等坚果磨碎后食用，或者暂时规避坚硬食物，尤其注意避免用患齿咀嚼坚硬食物

参考食谱3（12岁3个月，女，40千克）

早餐	燕麦粥（燕麦25克），水煮蛋或蒸蛋1个，牛奶300毫升，西芹花生米（西芹50克，花生10克）
午餐	米饭（大米100克，小米25克），清炒菠菜（菠菜200克），红烧翅根（鸡翅根50克），青椒土豆丝（土豆70克，青椒30克），油10克
晚餐	米饭（大米75克），清蒸鲈鱼（鲈鱼50克），家常豆腐（北豆腐100克），香菇青菜（香菇10克，青菜150克），油10克
加餐	水果（苹果200克）

注意事项：每日饮用7～8杯白开水

参考食谱4（16岁8个月，男，59千克）

早餐	香菇菜包（面粉25克，青菜50克，香菇5克，豆腐干20克），水煮蛋1个，牛奶250毫升
加餐	水果（梨150克）
午餐	米饭（大米125克，小米25克），板栗烧鸡（鸡肉50克，板栗15克），蒜苗肉末（蒜苗100克，猪肉25克），清炒菠菜（菠菜100克），油10克
晚餐	玉米面馒头（面粉75克，玉米面50克），蛤蜊豆腐煲（蛤蜊75克，南豆腐75克），胡萝卜炒绿豆芽（胡萝卜100克，绿豆芽100克），山药炒木耳（山药100克，湿木耳50克），油10克
加餐	水果（香蕉200克），牛奶200毫升

护牙建议

1. 窝沟封闭。牙齿的形态、结构和位置与龋齿的发生有明显关系。"六龄牙"是萌出时间最早的恒磨牙（大约6岁左右萌出），其咬合面（咀嚼食物的一面）凹凸不平，凹陷的部位被称为窝沟。如果发育不好，这些窝沟会非常深，更容易滞留食物残渣和细菌，并且不易清除，诱发龋齿，所以保护"六龄牙"很重要。窝沟封闭是在易龋坏的牙面窝沟里涂一层保护剂，形成物理屏障，阻止唾液和食物残渣残留，使细菌不易存留，达到预防窝沟龋的作用。建议儿童及早进行窝沟封闭。

虽然窝沟封闭给牙齿穿了"盔甲"，但不代表一劳永逸，还是要坚持好好刷牙。如果发现封闭剂脱落，应重新封闭。

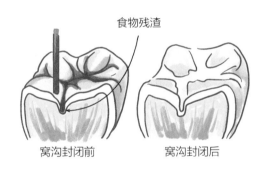

食物残渣

窝沟封闭前　　　　窝沟封闭后

2. 定期口腔检查。婴幼儿在第一颗牙齿萌出后6个月内，就可以带其到正规的口腔医疗机构做第一次口腔检查。请医生判断孩子的牙齿萌出情况，评估患龋齿的风险，并提供有针对性的口腔卫生指导。如果发现口腔疾病，应及早诊治。3 ~ 6岁是儿童患龋齿的高峰期，提倡学龄前儿童每半年做一次口腔检查。3岁以上的儿童，可以定期涂氟，保护全口牙齿。4 ~ 5岁的儿童，可以对乳磨牙做窝沟封闭，保护口腔中更换较晚的后牙。

其他口腔疾病的营养建议

很多儿童的口腔问题与口腔不清洁有关，如鹅口疮、口腔溃疡等。

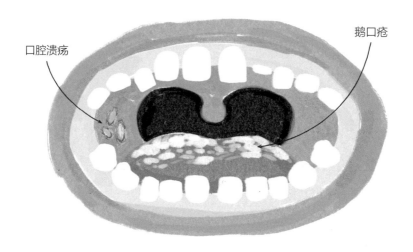

口腔溃疡

鹅口疮

鹅口疮

鹅口疮是由白色念珠菌感染引起的，主要表现为口腔里出现数量不等、大小不一的乳白色假膜，不易擦除，俗称雪口病。通常发生在口腔不清洁的营养不良婴幼儿口中。常见原因有奶瓶、奶嘴消毒不彻底；母乳喂养时，妈妈的乳头不清洁；接触感染念珠菌的食物、衣物和玩具；有咬手指、玩具的不良习惯等。这些均易把细菌带入口腔，引起感染。

防治鹅口疮的建议如下。

（1）注意卫生。婴幼儿的餐具和奶瓶等要煮沸消毒，被褥和玩具等要进行拆洗、晾晒。每次母乳喂养前母亲要先洗手，同时用温水清洗乳晕和乳头。喂食后清洁儿童口腔，年龄小的儿童可用无菌纱布清洁，较大儿童可用漱口水清洁。婴幼儿的洗漱用具与家长的分开。

（2）保证儿童的营养供给。尽量选择易消化吸收、富含优质蛋白质的食物，如瘦肉、鱼、虾、鸡蛋、牛奶等；多选择富含维生素C的食物，如新鲜的绿叶蔬菜、水果等。

（3）鼓励儿童经常参加户外活动、晒太阳，提高免疫力，促进钙吸收。

治疗方面，建议家长前往正规医院就诊，并在医生指导下用药。

口腔溃疡

口腔溃疡又称口疮，是发生于口腔黏膜的浅表性溃疡。一开始多数表现为小红点或小水疱，之后破裂成溃疡；溃疡中间常微微凹陷，周围红肿充血，中间凹陷处可见灰白色或黄白色膜状物。溃疡可发生于多个部位，唇、颊、舌、牙龈等处常见。口腔溃疡可能与感染、维生素或矿物质缺乏、口腔卫生差、免疫力低下、精神状态差等多种因素有关，详见下表所示。也可能与一些疾病有关，如白血病、系统性红斑狼疮等。

儿童口腔溃疡的常见原因

原　因	分　析
感染	口腔内的伤口感染、手足口病引起口腔溃疡
维生素缺乏	维生素B_2缺乏可导致口腔溃疡
矿物质缺乏	锌缺乏可致免疫力低下，引起口腔溃疡
口腔卫生差	未养成早晚刷牙、饭后漱口的习惯，食物残渣多，加重感染
免疫力低下	儿童免疫功能不成熟，免疫力较低，容易引发口腔溃疡
其他原因	遗传因素、精神紧张、睡眠不足、过度疲劳等

防治口腔溃疡的建议如下。

（1）养成良好的生活习惯。注意口腔卫生，养成早晚刷牙、饭后漱口的卫生习惯，定期进行口腔检查；作息规律，保证愉悦的心情和充足的睡眠；加强体育锻炼，提高身体免疫力。

（2）注意饮食结构。鼓励孩子多食用新鲜的蔬菜、水果，补充维生素，提高免疫力；饮食宜清淡，避免辛辣刺激、过酸、过烫的食物，否则会加重溃疡处的疼痛感。可以暂时给孩子提供流质饮食（如米汤、牛奶、蛋花汤、果汁、豆浆等）、半流质饮食（如肉粥、软烂的汤面、馄饨、菜泥、鸡蛋羹等），以减轻疼痛，促进伤口愈合。

（3）遵医嘱正确用药。若孩子口腔溃疡频发，溃疡严重，家长应及时带孩子到正规医院就诊，在医生的指导下合理用药。

牙龈炎

青少年要注意防范牙龈炎。牙龈炎主要表现为在刷牙或咬硬物时牙龈出血、肿胀，以及有口腔异味等。这些表现虽与青春期体内激素水平变化有关，但更重要的原因是口腔清洁工作不到位，导致牙菌斑堆积。

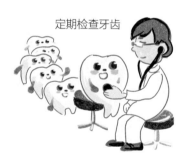

定期检查牙齿

为了预防和治疗牙龈炎，青少年要注重口腔清洁，有效刷牙。当发现牙龈出血、肿胀后，要重视刷牙，可多放些牙膏，在不适部位轻柔地反复多刷几次，再使用牙线彻底清除该处牙菌斑。上述方法不能奏效时，应到具备执业资质的医疗机构就诊。

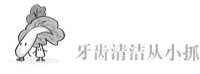

牙齿清洁从小抓

制作适合孩子牙齿发育情况、维护口腔健康的营养食谱，只是防止龋齿发生的方法之一。预防龋齿，除给予充足的营养物质以外，还应从喂养方式、生活习惯等多个方面入手。

发达国家的医学临床实践证明，通过有效的预防措施，口腔疾病是能够得到有效控制的。水平颤动拂刷法是一种能有效清除龈沟内牙菌斑的刷牙法。拂刷就是轻轻地擦过。掌握了这种刷牙法，能够清除各牙面的牙菌斑，同时有效地去除牙颈部及龈沟内的牙菌斑。具体操作要领如下图所示。

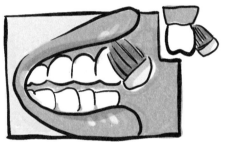
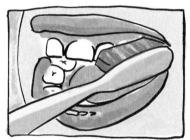

刷毛与牙龈线呈45°（上牙朝向上，下牙朝向下）。刷毛要同时接触牙齿表面与牙龈线，部分刷毛进入牙龈沟。

上下颤动10次左右，上牙向下刷，下牙向上刷，再移动到相邻的一组牙（2颗）继续。每次移动都要重叠放置。

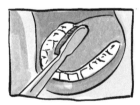
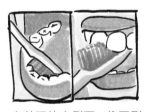
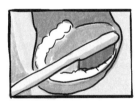

刷毛接触牙齿表面和牙龈线，保持45°。在所有的内齿表面轻轻刷，来回重复移动。

在前牙的内侧面，将牙刷垂直放置，用刷头的前半部分朝上下方向刷几次。

将刷毛放在咬合面上，前后轻轻刷。这样刷下来，牙齿的颊侧（外侧面）、舌侧（内侧面）、咬合面都能被刷到，可以有效地减少细菌聚集。

对于尚未出牙的婴儿，家长应该每天用柔软湿润的消毒纱布、棉签、棉球等给婴儿做口腔清洁，同时按摩他（她）的牙龈。这样做既有利于乳牙萌出，也可有效地预防鹅口疮。牙齿萌出婴儿，家长可以继续使用纱布等物品，或者使用指套牙刷。1岁以后，可以从指套牙刷过渡到普通儿童牙刷。

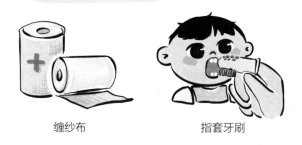

给牙齿萌出的婴儿刷牙

缠纱布　　　　　　　指套牙刷

非高氟地区需要使用含氟牙膏（但不要给6个月以下的婴儿服用任何氟化物）。美国牙医协会表示，只要严格控制用量，儿童使用含氟牙膏是安全的。1岁以上儿童，牙齿数量增多，也具备一定的动手能力，家长可选择符合标准的儿童牙刷和儿童含氟牙膏。建议3岁以下的儿童，含氟牙膏每次用量为米粒大小；3～6岁儿童，含氟牙膏每次用量为豌豆大小，每天常规刷牙2次。2岁儿童可以练习漱口，鼓励他（她）吐出牙膏沫。3～6岁儿童的动手能力和四肢协调性明显增强，家长可教他（她）用"画圈法"刷牙。

养成每日早晚刷牙、饭后漱口的良好习惯。如果儿童不爱刷牙，可以利用一些有趣的手段让他们爱上刷牙。比如，在刷牙时播放儿童爱听的短故事、家长和儿童一起刷牙、让儿童自己选择牙膏颜色和口味，等等。

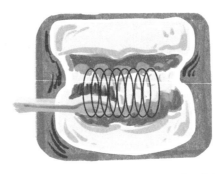

先将刷毛放置在牙面上，轻压使刷毛屈曲，在每个牙面上画圈5次以上。前牙舌侧需将牙刷竖放，牙齿的颊侧、舌侧及咬合面均应刷到。

家长在混合牙列期（一般是6～12岁，全部乳牙脱落前）应该教会儿童正确使用牙线。如果在饭后不能立刻刷牙和使用牙线，就把自洁食物放在最后吃，如芹菜、苹果等。芹菜含有大量的粗纤维，当我们咀嚼时，粗纤维与牙面发生机械性摩擦，这个过程可以擦去黏附在牙齿表面的细菌和食物残渣，发挥"天然牙刷"的作用。最好让孩子慢慢咀嚼，使每颗牙齿都能参与进来。

清洁牙齿残留物

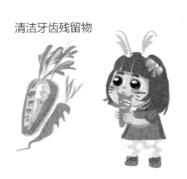

牙齿在咀嚼食物的同时，还能刺激唾液分泌。唾液的主要成分是水，含有多种酶类和抗菌蛋白质。它不仅可以润滑口腔，完成对食物的

初步消化；还可抑制口腔中的细菌，阻止细菌酸性代谢产物侵入牙本质，中和酸性物质的腐蚀作用。此外，唾液中富含钙质和磷酸盐，能促进牙釉质成熟及龟裂的牙釉质钙化，降低龋齿的发生风险。

护牙误区要警惕

为什么现在患龋齿的儿童越来越多？很多家长都归因于孩子吃了太多甜食、喝了很多饮料、不好好刷牙等。其实除了这些原因，更深层的原因是家长对儿童口腔护理存在误解。

误区1：只要不吃糖，儿童就不会患龋齿

先明确一点，吃糖不是导致龋齿的唯一因素。龋齿是一种多因素导致的慢性疾病，如遗传、牙齿发育结构有问题、口腔清洁力度不够、牙菌斑多、不良的咀嚼习惯和饮食结构不佳等。多种因素促成了罪魁祸首——致龋细菌增多。致龋细菌可以分解糖（主要是蔗糖，其次为葡萄糖、淀粉），产生有机酸，腐蚀牙齿。这里的糖并不只是我们通常所说的糖果等，还包括平时常见的一些富含碳水化合物的食物，如米饭、面

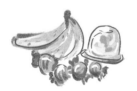

包、面条、土豆等。如果不注意口腔卫生，残存食物会在口腔中转换为糖，为致龋细菌提供良好的培养基，帮助致龋细菌侵蚀牙齿。

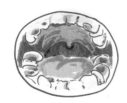

爱喝碳酸饮料的小朋友要注意了！碳酸饮料是一种酸性饮料，可以降低口腔pH值；同时它的含糖量很高，易导致牙齿脱钙，引发龋齿或使牙齿敏

感。吃糖次数越多，牙齿受损机会越大。应尽量减少每天吃糖的次数，少喝或不喝碳酸饮料，进食后用清水或茶水漱口，睡前刷牙后不再进食。

有些家长可能心存这样一个疑问："我知道吃糖对牙齿不好，但我家孩子喜欢吃甜的东西，买带甜味的无糖食物可以吗？"从理论上讲，这些添加了非营养性甜味剂的食物既增加了甜味，又不怎么会被细菌利用，确实不易引起龋齿。但经常食用这样的甜食，会慢慢改变孩子的饮食习惯，他们以后可能会不自觉地摄入更多的普通甜食，增加患龋齿和肥胖的可能。

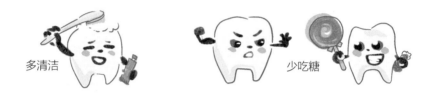

多清洁　　　　　　　　　　　　少吃糖

误区2：儿童乳牙迟早要换，得了龋齿不用治疗

很多家长认为，乳牙会被恒牙替换掉，如果乳牙有了龋洞，只要没有明显的症状，就不必去医院就诊。这样的想法是错误的。事实上，乳牙是婴幼儿、学龄期儿童重要的咀嚼器官，对儿童的生长发育、正常牙列形成都起着重要的作用。乳牙列期是儿童生长发育的旺盛时期，其间身体需要的营养只有通过乳牙咀嚼才能被吸收。如果大部分乳牙患龋，尤其是乳磨牙患龋，势必大大降低咀嚼功能，影响食物的消化和吸收。另外，咀嚼是对头颅、颌面部发育的良性生理刺激。如果乳牙过早因龋而产生疼痛或缺失，会对正常的牙列形成及生

乳牙是维护恒
牙的母牙

长发育造成不良的影响，甚至影响以后恒牙的正常萌出。因为当乳牙只留下牙根时，牙根不容易被吸收掉，无法为恒牙腾出位置，导致恒牙无法萌出，或者从旁边错位萌出。

误区3：绝不能给孩子用含氟牙膏，小心氟中毒

含氟牙膏是指含有氟化物的牙膏。在日常生活中，常用的氟化物有两类，一类是全身应用的加氟饮用水、加氟食盐、加氟牛奶等，另一类

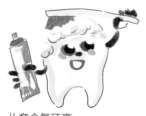

儿童含氟牙膏

是局部应用的含氟牙膏、含氟漱口水、含氟涂料等。氟是一种人体需要的微量元素，摄入适量的氟化物可以预防龋齿发生。《中国居民口腔健康指南》指出，使用含氟牙膏刷牙是安全、有效的防龋措施，特别适合有患龋倾向的儿童。世界卫生组织也一直推荐使用含氟牙膏来预防龋齿。

不同年龄段的儿童，每日推荐的氟摄入量不同。

不同年龄段儿童的氟参考摄入量

年龄	适宜摄入量（毫克/天）	最大摄入量（毫克/天）
0～6月龄	0.01	0.7
7～12月龄	0.5	0.9
1～3岁	0.7	1.3
4～8岁	1.0	2.2
9～13岁	2.0	10.0
14～18岁（男）	2.0	10.0
14～18岁（女）	3.0	10.0
≥19岁（男）	4.0	10.0
≥19岁（女）	3.0	10.0

注：数据来源于《儿童营养学》第七版

不少家长担心，孩子不会漱口，每次刷牙都要吃掉不少牙膏，会不会造成氟摄入过量而引起中毒？人体摄入过量的氟，确实会导致一些副作用，但是儿童有专用的低氟牙膏。即使儿童每天都吞食了含氟牙膏，其氟摄入量也远低于氟中毒剂量，因此不必担心。家长若仍有疑虑，可选购味道清淡的牙膏，并且让孩子在刷牙后吐出牙膏沫。高氟地区的儿童可根据当地饮用水中的氟含量来考虑是否使用含氟牙膏。

误区 4：常用牙线，会使牙缝变大

牙线每天都在牙缝里磨来磨去，会不会使牙缝变大？答案是不会。研究证实，有效的刷牙只能清除约 70% 的牙菌斑。另外约 30% 的牙菌斑主要存在于牙齿间隙中。刷牙配合使用牙线，可达到彻底清洁牙齿的目的。不少人觉得使用牙线后牙缝变大，可能原因是随着年龄的增长，牙龈发生了生理性萎缩，还有一个原因是牙周病。

牙线并不是一根没有弹性的线。它是由尼龙线、丝线、涤纶线或棉线制成的，有助于清洁牙间隙或牙龈乳头处。牙线纤维排列松散，不捻搓在一起，当使用时，牙线纤维可扁平状散开，方便进入排列紧密的牙间隙，而且不会损伤牙齿结构。

处于生长发育阶段的儿童，其牙间隙往往较大，细菌和食物残渣更易滞留，容易引发龋齿、牙龈炎等。《中国居民口腔健康指南》提倡，使用牙线辅助清洁牙间隙。一旦孩子口腔内有两颗以上相邻的牙齿，就推荐使用牙线，每天至少使用 1 次。一般认为，从 2 岁开始应坚持定期使用牙线。建议挑选儿童专用牙线。家长可以选择儿童喜欢的水果牙线，提高儿童的使用乐趣。

正确使用牙线很重要，以下是牙线的使用方法。

（1）截取一段长度合适的牙线，通常为20～40厘米。

（2）使用时双手缠绕牙线两端，固定住，以缓慢的拉锯式动作移动，轻柔地通过牙间隙。

（3）绕着一颗牙拉紧两端，使线成"C"形，然后在牙龈下面和牙齿上端来回上下滑动2～3次，完成清洁工作。

（4）对另一颗牙进行清洁时，将牙线从上一个牙缝滑出，换一段干净的牙线，再对另一个牙缝进行操作。操作过程要轻柔，切忌用力过大。

使用牙线要轻柔

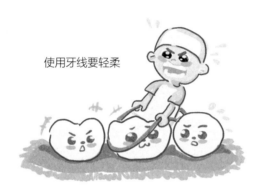